# 老化にさようなら

60歳から始める
100歳現役の秘訣!

Okuyama Takazo
奥山隆三

花伝社

# 老化にさようなら——60歳から始める100歳現役の秘訣！◆目次

## 七章 長寿と認知症対策

## 八章　一〇〇歳長寿に学ぶ長寿になる方法

# はじめに

日本人は世界的にも非常に長寿で、現在、六五歳以上の高齢者は全人口の二五％つまり四人に一人、さらに七五歳以上は全人口の一二・五％つまり八人に一人の割合です。一〇〇歳を超えている人も全国で五万人に迫っています。この勢いでゆくと男女とも平均寿命が九〇歳を超えるのもそう遠い話ではないかもしれません。

長寿の人が増えるのは大変喜ばしいことですが、逆にそれに伴って老化という身体的変調で苦しむ高齢者が急増してくる可能性もあります。

老化とは、一言でいえば、ほとんどの高齢者に生じる身体的な生理機能の低下を言い、加齢ともエイジングともいわれています。この機能低下は具体的には、たとえば熟年女性に生じる閉経や尿もれ、多くの男性の初老頃から生じる薄毛やハゲ、高齢の男女ともにみられる白髪や白内障、さらには病的疾患として免疫力の低下とそれによって生じる癌や免疫病・骨粗鬆症《こつそしょうしょう》・認知症・動脈硬化症・心疾患などがあります。

人間である限り、いくら環境条件を変えても年を重ねていくに従って、このような生理機能低下つまり老化現象は誰でも避けては通れません。その先には、個人々々いろいろな経過をたどって、最後は寿命つまり「死」に到達します。

しかし、これらのことが解明されたのは、ごく最近です。医学が発達し寿命が延びて高齢者が増えたことで当然生じてきた身体的変化です。明治以前のように人生五〇年と言われた頃にはあまり身体的変化である〈老化〉は叫ばれていませんでした。

たとえば、昔は老化の〈老〉は尊敬用語として使われていました。年を重ねて長い経験を積んでいる人、あるいは物事に通じている年長者にこの〈老〉をつけて尊敬の意味をあらわしていたのです。

その代表が江戸幕府で、将軍の次に着く地位として老中があり、その他には大老・家老・中老・宿老・老女（大奥）など多くの高い地位の役職に〈老〉を用いていました。

〈老〉と同じような意味で〈年寄り〉という言い方もあり、江戸幕府の地位で〈若年寄〉などがあり、また、大相撲で関取が引退後に親方になるための必須条件である〈年寄株〉にその言葉が残っています。

その他、国が国民の祝日に敬老の日を設けているのも、尊敬の意味をあらわした〈老〉の名残かも知れません。いずれにしても〈老〉という言葉は、以前は尊敬用語であり、そういう意味で老人という言葉は物事の経験豊富な人から転じて能力のある人を指した言葉です。

しかし、現代では、このような尊敬の用語である〈老〉の意味を知る若者はほとんどおらず、冒頭に述べた〈老化〉として、高齢者に生じる身体的な生理機能の低下を指す言葉だけになってしまいました。

さて、この老化はどのようにして生じるのか、また、これを防ぐ方法は医学的にどこまで解明されているのか、さらには〈不老不死〉の生物が結構この地球上に多く生存しているのに何故、我々人間にはそれが叶わないのか、老化や認知症に対してのアンチ・エイジングとしての秘策や長寿についても述べ、最後には一〇〇歳長寿（センテナリアン）の方々の経験から、その老化を防ぐ健康法や長寿になる方法を探ってみたいと思います。

# 一章　老化の原因と対処法

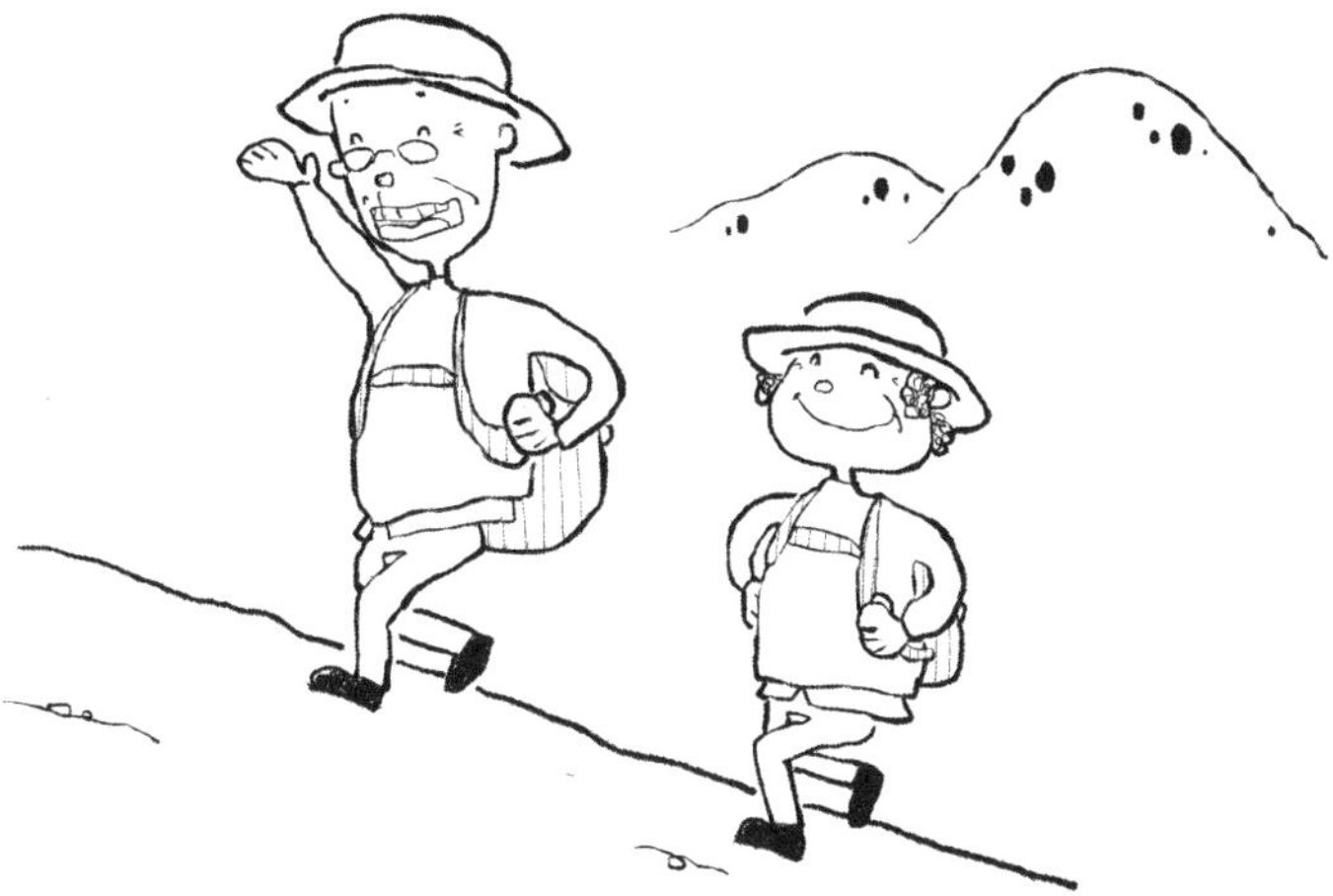

人は人間として生まれてきた限り、人生の途中で病気や事故で命を奪われない限り、必ず老化が訪れます。

しかし、なぜ人には老化が存在するのか、そのメカニズムについては今のところ完全に解明はされていません。とはいえ、その原因は少しずつ解ってきています。その大きな要因の一つに活性酸素があります。

まず、活性酸素と老化の関係から述べていきましょう。

## 1　活性酸素

人は生きていくのにエネルギーが必要です。

そのエネルギーは空気中に存在する酸素と、朝・昼・夕方の食事から摂る栄養物によってつくられています。

具体的に述べますと、空気中から呼吸器官を通じて体内に取り込まれた酸素は赤血球により細胞へと運ばれます。そして細胞内の小器官であるミトコンドリア内で食物として摂取した炭水化物（糖）や脂肪を燃やしてエネルギー（ATP：アデノシン三リン酸）を発生させるのです。

このとき、エネルギー産生に関わった酸素のうちのたったの二％が活性酸素に変化しますが、これが老化に深く関わってきます。

他にも、紫外線やタバコ、食品添加物、ストレスなどでも活性酸素は発生します。

## 2　紫外線の影響

まず紫外線。当然外で活動する人が、太陽に照らされ紫外線を多く浴びることになります。照射された紫外線は皮膚細胞に多くの活性酸素をつくり、それを除去するためにメラニン色素が分泌されます。つまり、活性酸素が多い人ほどメラニン色素が多く分泌されることになり皮膚にシミやソバカスができやすくなるのです。

漁師や建築・道路作業員、農業従事者、警備員など日中外で働いている人に老けた顔の人が多いのはこのためです。

また、紫外線は毛髪の内部のメラニン色素を分解してしまうため、健康な毛髪であったとしても、赤茶けた色になってしまい、光の加減では白っぽく見えてしまうこともあり、見た目が不健康な印象や、老けたような印象になる場合もあります。

人の体毛は、脳を守る毛髪と子孫をつくる生殖器に（陰毛として）男女とも集中的に生えています。そして、毛髪は体の一番上にあるために紫外線の影響が強いのです。

私が思春期のころ、きれいなブロンドの髪をしたセクシー女優であるマリリン・モンローのヌード写真を見せてもらった事がありますが、頭の髪の毛はブロンドなのに下の陰毛は黒くて、びっくりした思い出があります。

それまで毛髪と陰毛は同じ体毛なので同じ色と考えていました。白人に多いブロンドの髪は元々は黒い毛なのに先天的にメラニン色素が少ないために毎日紫外線に当たってあのような髪の色になるのです。

# 3　タバコの影響

タバコは、ニコチンやタールが有害で肺癌や依存症を引き起こすといわれていますが、また、活性酸素の発生にも関係が深く、タバコ一本で一〇〇兆もの活性酸素が発生するという報告もあります。

具体的には、タバコの煙を吸ってしまうと、血液内の白血球の一種である顆粒球がその煙を除去しようとし、そのために多量の活性酸素が生成されます。

さらには、喫煙によりストレスホルモンの一つであるコルチゾールが血液内で増加し、活性酸素をより一層発生させたり、免疫機能で大切な役割を持つＮＫ細胞（Natural killer細胞）の機能をも停止させてしまうのです。

そういう理由で、タバコを吸っている人の傍には受動喫煙を防ぐ意味でもできるだけ近づかないのが賢明です。

若い頃からタバコを吸い続けている人は晩年老けた顔になるのが特に速いです。私の身近な人にもそういう方々がたくさんおります。

## 4 油性食品添加物

また、油性食品添加物の一部（マーガリンなど）にも活性酸素の働きを助長するものが存在しますので注意が必要です。具体的には、食事から摂取した脂質というのは腸内で分解されることになりますが、分解されることなく残ってしまった分は肝臓で解毒され、代謝過程の途中で、活性酸素が発生することになります。

## 5 ストレスの影響

さらには、普段、他人に対して怒ったり恨んだりした時にはストレスが生じます。

このときにはノルアドレナリンやコルチゾールなどのストレスホルモンが発生してくるのですが、前述したタバコの場合と同様に、これらのホルモンは免疫機能に重要な役割を担っているＮＫ細胞の機能を阻害するだけでなく、生成過程で多くの活性酸素も発生させてしまうのです。

## ６　活性酸素と老化の二つのルート

活性酸素は酸素に比べて非常に反応が強く、普段は大変不安定な求電状態です。そこで、他の細胞から電子をうばうことで安定状態になるのです（これを酸化といいます）。

活性酸素が老化に関与しているのに大きく二つのルートがあります。

第一のルートは、活性酸素は生じると各々の細胞の核内に入り込むことです。

人の体は六〇兆個の細胞で構成されています。細胞内には核があり核内にはＤＮＡがあります。活性酸素は核内に入り込みそのＤＮＡを傷つけるのです。傷ついたＤＮＡは修復装置（DNAポリメラーゼやリガーゼなどの酵素）の働きにより一旦修復されるのですが、ヒトがエネルギーを造っている限り無尽蔵に活性酸素が生じDNAに襲ってきます。

その結果、細胞は修復不可能の状態になり細胞の自殺（アポトーシス）を選択して徐々に自然消滅してゆきます。細胞が消滅するとその細胞が担っていた機能も衰えます。そして老化が進みます。

もう一つのルートは細胞の外側にある細胞膜です。

細胞膜は不飽和脂肪酸でできていますが、これが活性酸素と結び付くと酸化して過酸化脂質となり、本来の細胞膜の機能が果たせなくなって老化がさらに進みます（鉄が酸化して錆びるのと同じように体が錆びてしまうのです）。

### ●活性酸素が一番多い細胞

活性酸素が体内で一番多い細胞は前述したように白血球の一種、顆粒球です。つまり好中球・好酸球・好塩基球などです。

これらの細胞は自律神経の交感神経が働くと増加するようにできています。そして外部から体内に侵入してきた細菌やウイルスに対し、活性酸素を放出することにより撃退します。この場合、活性酸素は殺菌の役割を担っています。唯一、活性酸素が体に対して有益で重要な働きをしてくれている細胞の部位です。

## ●活性酸素除去・スカベンジャー

顆粒球を除いて活性酸素は大部分人の体には有害ですが、一方人の体には悪玉の活性酸素を除去する機能も備わっています。それが活性酸素除去酵素つまりスカベンジャーです。

スカベンジャーにはスーパーオキシドディスムターゼ、カタラーゼ、グルタチオンペルオキシダーゼなどがあります。

しかしこれらの酵素は二〇歳ごろがピークで、その後どんどん減少してゆきます。年齢とともに老化が進むのは、スカベンジャーの生成が減少し活性酸素の増加から体を守りきれなくなってしまうのが大きな原因の一つです。

## ●活性酸素を除去する栄養素

ただ、スカベンジャーの減少を補うのに、活性酸素を除去する栄養素を食品から摂取することは可能です。代表的な栄養素としてビタミンC・E、ポリフェノール（フラボノイド）などがあります。

ビタミンCを多く含む食品は、パセリ、ブロッコリー、ピーマン、レモン、イチゴなどがあげられます。

ビタミンEを多く含む食品は、ひまわり油、アーモンド、唐辛子、キャビア、いわし、タラコなどです。

ポリフェノールを多く含む食品としては、有名な赤ワイン、チョコレート、コーヒー、納豆、バナナ、マンゴー、ブルーベリーなどがあります。

これらの食品を効果的に摂取すると活性酸素が除去されて老化の進行を遅れさせます。

## ●活性酸素を発生させない生活習慣

また、活性酸素をあまり発生させない生活を意識的にするのも大事なことです。

たとえば、タバコは吸わない、アルコールはほどほどに（活性酸素が他の臓器よりも発生しやすい肝臓に影響を与えるため）、激しい運動は行わない（エネルギーをつくる際に多量の酸素が必要であり活性酸素が発生しやすくなるため）、また、食物も同様な理由で食べ過ぎない、ストレスを感じつづけない、などです。

いずれにしても、最初に述べましたように、人は生きている限り活性酸素が必然的に体内で発生しています。これの発生を完全にくい止める方法はありません。

いかにこの活性酸素を少なくするか、これがアンチ・エイジングの大きな鍵です。

# 7　AGE（終末糖化産物）

活性酸素が大きく関与する酸化とともに、老化の原因として最近よく叫ばれるようになったのが糖化によるＡＧＥ（終末糖化産物）の発生です。

糖化というのは体内の余分な糖分が蛋白質と結びつく反応です。活性酸素のところで述べましたように、糖（炭水化物）は人間にとって酸素とともに大事なエネルギー源であり、糖がなければ脳も身体も動きません。

しかし、この糖も食べすぎや、甘い物の摂りすぎなどが続いて過剰になると、蛋白質と結びつきＡＧＥという強力な老化促進物質をつくります。

このＡＧＥは体内にたまると身体を構成する組織や血管をもろくして、その機能を低下させてしまいます。

たとえば皮膚ではタルミやシワができます。つまり、皮膚の真皮層のコラーゲンにＡＧＥが取り付くと正常な構造が壊され繊維のつながりが変性し、弾力性が失われてタルミやシワが生じ、その結果として見た目が老けて見えてしまうのです。

また、ＡＧＥは細胞の受容体とくっついて、炎症を引き起こします。この炎症で大きなダメージを受けるのが血管で、血管内側の弾力性が失われてその結果として動脈硬化が生じ、骨粗鬆症や白内障、さらには、脳血管性認知症にもつながっていくのです。

## ●糖質を摂りすぎない食べ方

AGEの発生を防ぐには当然糖質を摂りすぎないことです。

しかし、日本人の主食は糖（炭水化物）を多く含む米であり、これを抜きにして野菜や魚・肉類だけを食べることは栄養バランスを崩すため不可能に近いです。

ただ、野菜は食物繊維を多く含み、これを先に食べておくと糖の吸収が緩むといわれています。

よって食物繊維↓蛋白質↓炭水化物、つまり野菜↓肉↓米の順に食べるとAGEの発生をかなり防止できると考えられます。

以上、今まで述べましたように、活性酸素による酸化とAGEによる糖化が進むと老化が進行します。逆に、これらをある程度抑えられれば、老化のスピードは緩みます。

## 8　無重力も老化に関与

活性酸素やＡＧＥ（終末糖化産物）が老化に大きく関与しているのは事実ですが、実はこの地球が存在する宇宙の無重力も大きく老化に関与しているのが解明されてきました。その大きな例が宇宙飛行士です。

宇宙飛行士は若くて健康でさらには体力もあり厳しく過酷な訓練にも耐え抜いて選び抜かれたエリート達です。

しかし、彼らが宇宙から地球に戻ってくると、その肉体に年老いた人と同じような兆候がみられます。その最大の理由が無重力です。つまり彼らは地球を離れて無重力状態の中で過ごしていたために重力の恩恵が受けられず、体に年老いたような変化があらわれているのです。

## ●宇宙から帰還したら

宇宙から帰還した彼らの体を調べますと、起立性低血圧（自律神経障害、姿勢に合わせて血圧の調整ができない）、最大酸素摂取量の低下、骨量低下（小腸からのカルシュウム吸収効率低下）、貧血、筋肉特に下肢の筋萎縮、免疫能低下、視力低下などが報告されています（テレビで、銀河鉄道９９９やスタートレック、最近では宇宙兄弟などの宇宙に関する番組が人気になっていますが、今の状態では実際に地球人が宇宙に行って帰還してくれば、体全体がぼろぼろになって帰ってくるのが現実です）。

このような症状は高齢者の廃用症候群に類似します。高齢者は年老いて長い期間に渡って布団またはベッドに横たわる、つまり長期臥床の人が多いのです。長期臥床をするということは、限りなく無重力状態に近づくことになります。

ＮＡＳＡ（アメリカ航空宇宙局）の研究では、頭を下にして足を上方にして僅か六度の角度で横たわると、ちょうど宇宙での無重力状態と全く同じ状態になります。

この状態でいろいろな職業の人達をベッド状に横たえて、そのままで食事などの日常生活動作（ＡＤＬ）を行い一週間後に体にどのような変化が生じるかをくわしく調査しています。

その結果として、起き上がろうとしても眩暈《めまい》が生じて起き上がれなかったり、体調を壊して吐き気を催したり、あるいはたったの一週間でも足の筋肉の萎縮が認められた人もいたようです。

我々はこの地球において重力の恩恵をかなり受けながら生活をしています。

重力はわれわれの体を絶えず地面に引っ張り続けているがために、無意識のうちに我々は筋力などを用いて動き回ることによって重力に挑戦しているのです。それがわれわれの体を健康に保っている源なのです。

ところが、年老いて長期臥床をすると限りなく無重力状態に近づく、そうなるとこの重力による恩恵が受けられなくなり老化の状態が進み、廃用症候群などの状態が生じてきます。

## ●浦島太郎もおじいさんに

宇宙に関する事で、以前、あるＵＦＯ（未確認飛行物体）研究家が、童話に出てくる浦島太郎は、実際は宇宙船に乗せられて地球外に行き、そこで三年を過したが地球では三〇〇年間が過ぎ、帰還をした時にはお土産にもらった玉手箱を開けると急に老人になった、これはアインシュタインの相対性理論で説明が可能である、と発表しました。

相対性理論はともかく、浦島太郎が亀の顔によく似た宇宙人をこの地球上で助け、宇宙船に乗って地球外に行き、無重力状態で暮らし、帰還して老人のように体がぼろぼろになった、というストーリーはある程度成り立つ可能性はあります。

いずれにしても、長期臥床は無重力状態に限りなく近づき、廃用症候群などの状態を招き、一気に老化を促進させます。普段から臥床の状態に落ち込まないように健康に留意することが必要と思えます。

## 9 負の感情（怒り・悲しみ・苦しみ・妬みなどの感情）

我々ヒトを含む脊椎動物は、すべて感情というものを持っています。

この感情の形成いわゆる脳の誕生は地球上の歴史の中で、今から五億四三〇〇万年前のカンブリア紀に誕生した生物の眼、つまり視覚誕生以降と考えられます。

カンブリア紀以前は、生物は争いごとの無い非常に平和な暮らしをしていました。

しかし、カンブリア紀以降、生物に眼が誕生してから食うか食われるかの関係が生じたといわれています。つまり、生物間の間で戦いが始まったのです。我々人間の間でも世界のどこかで絶えず戦争をしています。生物学的にその源はカンブリア紀に由来すると言ってもよいと思います。

## ●ストレスホルモン

さて、感情には、笑い・喜び・感動・感謝などの正の感情と、怒り・悲しみ・苦しみ・妬みなどの負の感情があります。この負の感情が老化に深く関わっている事が最近の研究で解ってきました。

負の感情が生じるのは大部分自分と他人を比較したり、ストレスを感じた時などです。

大脳皮質がストレスや劣等感を感知すると交感神経が関与してきて間脳視床下部から副腎髄質、さらには別ルートで脳下垂体から副腎皮質へも繋がりができ、ノルアドレナリン・アドレナリン・コルチゾールなどのストレスホルモンが大量に分泌されます。

これらのホルモンが分泌されると交感神経の働きが高まり高血圧や心筋梗塞などの病的疾患になる確率が非常に高くなります。また、以前述べた活性酸素も大量に分泌されることになり老化が一段と進むことになります。

ストレスや劣等感のはけ口として人の悪口を言う人がいます。週刊誌のスキャンダルやテレビのバラエティ番組もその一種かもしれません。

しかし、人の悪口を言う事も、また、聴く事も、負の感情を呼び起こし老化につながることが解明されています。人を褒めることがあっても決して悪口は言わない、このようなチョットした事で老化が防げるのです。

# 二章　長寿になるには

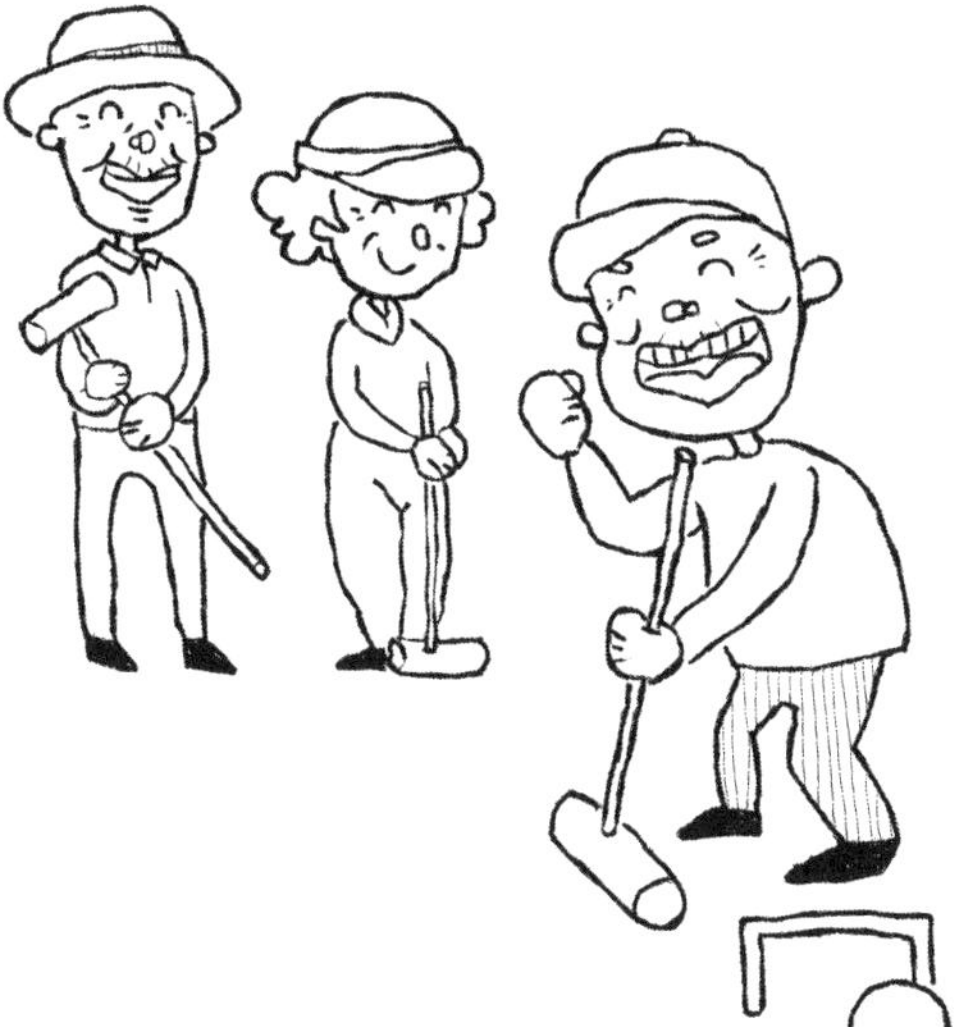

この地球において、不老不死の生物は意外に多いです。
しかし、我々人間をはじめとして身近な脊椎動物はほとんどが寿命をもっています。まず、それらの寿命から述べましょう。

ヒト（人間）：一二〇年　チンパンジー：五〇年　ゴリラ：四〇年
イヌ：二〇年　ネコ：二五年　鳥（カラス）：二〇年
マウス：四年　ガラパゴスゾウガメ：二〇〇年
などです。

## 1　世代交代

我々人間以外の脊椎動物はほとんどが、子供が成長すると親は自然と死ぬようになっています。たとえば、生物学的に最も人に近いチンパンジーでもメスは閉経期に入るとすぐに死にます。我々人間のようなお婆ちゃんと孫の関係は成立しません。

また、イヌやネコ・鳥などもその寿命が二〇～二五年で、人が生まれて成人になるまでの期間しか寿命をもっていません。

人気者のミッキーマウスは誕生から既に還暦を超えていますが、実際のマウスの寿命は四年と短いです。カメは寿命が長い動物ですが特にガラパゴスゾウガメは人間より八〇年程長い二〇〇年の寿命を持っていると言われています。ただ、人間の寿命が一二〇年なのでどのようにして確認したのかは不明です。

## 2　一二〇歳を超えた人

歴史上の確かな記録として一二〇歳を超えた人は今まで一人しかいません。

その人がフランスのジャンヌ・カルマンさんです。

彼女が亡くなる数年前に撮られたインタビューでは、長寿の秘訣として、病気にならないこと、そして適度な運動をあげています。よく歩き、よく自転車に乗る、運動としてはそれだけで充分だと語っています。

また、日本の泉重千代さんも一時期一二〇歳を超え、世界最長寿の男性と言われていましたが、戸籍簿の不備から実際は一〇五歳とされ、ギネス記録からは削除されています（これらの方々については八章でくわしく述べます）。

過去において日本の歴史上の有名人物で長寿の人に、真田信之（九二歳）、藤原俊成（九〇歳）、親鸞（九〇歳）、葛飾北斎（八八歳）、北条早雲（八七歳）、安倍清明（八四歳）、尼子経久（八三歳）、細川忠興（八三歳）などがいます。

当時の時代のそれぞれの平均寿命は異なりますが、今と違ってかなり低い五〇歳以下と考えますと、彼らはかなりの長寿です。

長寿の秘訣はすでに亡くなられており一人ひとりに聞くのは不可能ですが、運もあり、又、体の健康にも気を使っていた人達だと想像できます。

## 3　現在の世界最長寿

現在の世界最長寿は、女性では大阪在住の一一七歳の大川ミサヲさん、男性では埼玉県在住の一一二歳の百井盛さんです。どちらも日本の方で日本人として誇りに思います。

また、現在の男性世界長寿第二位も小出保太郎さん、記録上の（女性の世界最長寿ジャンヌ・カルマンさんとともに）男性の世界最長寿（一一六歳）の記録を有する木村次郎右衛門さんを考えると、日本の男性も女性に比して平均寿命では六年劣りますが、世界的にはたいへん長寿と考えられます。

さて、この長寿になる方法、つまり老化を防ぐメカニズムの解明について述べてゆきます。

## 4　テロメアの存在とライフスタイルの変化

前述しましたように、我々の体の老化は活性酸素やＡＧＥ（終末糖化産物）など様々の原因で生じてきます。具体的には、傷ついた細胞はアポトーシス（自己消滅）を生じて死んでゆくことになります。そして細胞数が減り機能が衰え老化が一層進むのです。

そこで、細胞が減少した分を細胞分裂をして補えば、老化を防ぎ寿命を延ばすことが可能ではないか、という考えが浮かびます。

しかし、この細胞分裂にも限界があることが解ってきました。それがテロメアの存在です。

### ●テロメアと細胞分裂

テロメアとは、元々はギリシャ語で、細胞の核の中に存する染色体両端の末端部分のことを指します。末端部分では塩基配列の反復構造が認められ、具体的にはTTAGGG（T：チミン、A：アデニン、G：グアニン）の塩基配列が哺乳類の体細胞で数百回、人の生殖細胞では約一万五〇〇〇～二万塩基対も繰り返されています。

細胞分裂のたびにこの反復構造が回数券をちぎっていくように少しずつ短くなります。そして、テロメアの部分が完全になくなると、つまり回数券が尽きてしまうと、細胞分裂が全くできなくなります。細胞分裂の限界です。

細胞分裂が限界に達すると細胞数が増えず、前述したように活性酸素などで細胞数が減り続け、また、残っている細胞も回数券のない古い細胞ばかりになります。

その結果、老化がどんどん進み、やがて寿命が尽きて〈死〉をむかえることになります。そういう意味で、テロメアは遺伝子に仕掛けられた寿命の時計、時限爆弾ともいえます（従って、自分のテロメアを調べれば自分の寿命をある程度推測できます）。

## ●テロメラーゼで不死になれる?

しかしながら、このテロメアを何らかの方法で延ばせば再び細胞分裂が始まり、寿命も延びるのではないかと考えられます。実際、生殖細胞や癌細胞では、テロメラーゼと呼ばれる酵素が働いて、長さを保つようテロメアを修復しています。

これらの細胞は、一種の「不死状態」であることが知られています。この酵素テロメラーゼを人の体細胞に使って、培養器の中でテロメアを延ばす実験に成功した科学者もいます。

しかし、これは人体内の体細胞においては不可能であることがその後わかりました。培養器内で成功しても、もし、このことを人体内で応用して、テロメラーゼで人の体細胞を延長すると体に不具合が生じる可能性が非常に高くなるのです。

テロメアを延ばせても体に生じた不具合で死に至っては何にもなりません。一方、生殖細胞（精子・卵子）では前述しましたようにテロメラーゼの働きで不死化しています。子孫をつくるために、DNAの入っている生殖細胞は永遠に細胞分裂が行われるようにできているのです。

## ●生活習慣とテロメア

『ネイチャー』とともにイギリスの有名な国際雑誌『ランセット』に、最近男性三五人を対象に実施した老化に関する調査があります。

五年間にわたって未加工の食品を多く含む食事を摂り適度に運動しストレスを管理した結果、染色体のテロメア（末端部位）の長さが伸びたことが報告されていました。

この論文の著者ディーン・オーニッシュ氏は、「老化を防ぐのに新薬（サプリメント）やレーザーなどハイテクで高価な治療法が効果を発揮すると考えられがちだが、ライフスタイルの単純な変化つまり食事の変化とストレスの軽減が老化予防に役立つ」と主張しています。

この調査においては三五人の体には前記したような不具合、つまりテロメラーゼによってテロメアを延長した時に生じる不具合は今のところ生じていないようです。

オーニッシュ氏の意見には賛成ですが、環境の変化で本当にテロメアが延びたかどうかは、今まで誰も発表されなかった事なので少し検討の余地がありそうです。

## 5 長寿遺伝子

長寿遺伝子とは、サーチュイン遺伝子、抗老化遺伝子とも言われ、老化のスピードをコントロールする遺伝子で、実際には、人間の老化・長寿に関わっている酵素です。具体的には（やや難解な用語ですが）ヒストン脱アセチル化酵素で、ヒストン（DNA結合蛋白質のことで染色体の主要部分を形成している）とDNAの結合に作用し、遺伝的な調節を行うことで寿命を延ばすと考えられています。

さらにくわしく述べると、前述した活性酸素で傷ついたDNAを修復する酵素つまりDNAポリメラーゼやリガーゼを活性化させる酵素です。特に二〇〇三年に、マサチューセッツ工科大学のレオナルド・ガレンテ教授によって発見された「sir2（サーツー）」と呼ばれる遺伝子が、酵母菌の寿命をコントロールしていることが分かりました。この発見によって、人間の老化に関する研究が一気に進歩したと言われています。

## ●長寿遺伝子のスイッチ

核内にある染色体には常染色体と性染色体とがありますが、長寿遺伝子は常染色体の一〇番目に存すると言われています。この遺伝子は、普段は細胞の中で眠り働いていません。しかし、一度活性化のスイッチが入ると長寿遺伝子としての役割を行うようになります。長寿遺伝子のスイッチを入れるための重要なカギは、今までの研究から三つわかっています。

## ●適度な運動

一つ目は、適度な運動です。スポーツなどの激しい運動ではありません。よく歩いたり、軽いランニングで充分です。この運動によって筋肉を収縮させることが長寿遺伝子を活性化させます。

世界最高齢の記録を持つジャンヌ・カルマンさんも若い頃からよく歩いたと言われていました。逆に若い頃から激しい運動をしているアスリートやプロスポーツ選手に長寿の方は少ないようです。

これは自律神経の交感神経が働く時間が長くなり、より多くのエネルギーが必要になってストレスホルモンや活性酸素の発生率が高まるからです。

ある研究者の発表では、プロスポーツ選手と一般の方では平均寿命に五年の差がある、つまりプロスポーツ選手は一般の方よりも平均寿命において五年程短いということが既にデータ上で明らかになっています。

### ●カロリー制限

二つ目は、カロリー制限です。前述したように余り食べ過ぎないことです。

必要な栄養素はしっかり摂りながら、年齢や生活リズムに応じて、必要なカロリーに抑えた食事を摂ることです。

成人の一日のエネルギー必要量は男性では約二五〇〇キロカロリー、女性では約二〇〇〇キロカロリーといわれていますが、長寿遺伝子を活性化させるためには四分の三、つまり七五％に抑えることが必要です。

実際に、カロリー制限で寿命が延びたという人が居られます。日本人が長寿になったのも、昔からよく言われている「腹八分目ないし七分目」を実行するお年寄りが増えたからかも知れません。

よくマスコミに登場される聖路加国際病院理事長の日野原重明さんも既に若い頃から食事は「腹八分目」、年を取るにつれて「腹七分目」「腹六分目」と少しずつ減らしてこられたそうです。現在一〇三歳ですが、若さや活力を保っておられるのも若いころからの食習慣が大きな原動力になっていると考えられます。

最近では「一日一食」がいろいろな医療関係者から叫ばれていますが、私自身はあまりお薦めできません。なぜなら一日三回食べるという楽しみを一回に減らすからです。

よく有名な芸能人は「一日一食」の人が多いとある雑誌に書いていましたが、それは忙しくてゆっくりと食事する時間がないからでしょう。

食事の回数を減らすよりも一回に食べる量を減らす。これが一番良いカロリー制限の方法ではないかと思います。

男性の世界最長寿（一一六歳）の記録を有する木村次郎右衛門さんも生前「一日三回の食事が何よりの楽しみ」と言っておられたようです。

## ●大食いタレント

最近このカロリー制限に逆行している人達がいます。それはギャル曽根に代表される大食いタレントです。彼女は食べるのがある意味で仕事ですのでどんどん食べます。それなのにいつも若々しくて痩せています。

今まで述べた「カロリー制限をすると長寿遺伝子が働いて若々しくなる」ことに完全に逆行しています。これは何故でしょう。

それは、特異な消化器を先天的に持っているからです。消化吸収の悪い胃・小腸・大腸を持っているからです。

普通の人は食べたものはすぐに消化器で吸収され全身に栄養が回ります。彼女の場合には食べたものは吸収されずにすぐに外へ出ます。つまり（汚い話ですが）食べたものは大部分大便となって外へ出て行くのです。

実際、彼女はある番組で一日六回便通があることを言っていました。大食いタレントのほとんどがギャル曽根と同じような消化器を持っていると考えられます。もちろん、健康上にも、また、食を大事にするという観点からも良くはありません。

## ●抗酸化成分レスベラトロール

三つ目は、長寿遺伝子を活性化させる抗酸化成分「レスベラトロール」を摂ることです。「レスベラトロール」は、活性酸素除去酵素（スカベンジャー）の減少を補う食品であるポリフェノールの一種です。

これは、ブドウの果皮やピーナッツの薄皮、赤ワインなどに豊富に含まれていて、長寿遺伝子のスイッチをオンにする成分として注目を集めています。

それ以外にもガンの予防や認知症の予防にも効果があると言われています。また、副作用も見当たらないという事で「レスベラトロール」のサプリメントが非常に売れているようです。

フランス人を初めとして西洋人は、肉や乳製品など、心疾患の原因となる高脂肪・高カロリーの食生活をしています。しかし、実際には東洋人に比べて心疾患にかかる割合が少ないのです。その理由は、西洋人が赤ワインを東洋人よりもかなり多く飲むからではないかと推定されています。

長寿遺伝子は、年齢にかかわらず誰もが持っている遺伝子なので、以上の三つの方法をうまく活用すると、長寿遺伝子のスイッチが眠りから覚めてオンになります。

## 6　正の感情（笑い・喜び・感謝・感動）

「病は気から」と言いますが、この場合の気とは脳の事です。

老化の原因の所で述べましたように負の感情（怒り・悲しみ・苦しみ・妬みなどの感情）を持つと大脳皮質がこれを感知し、交感神経が働いて、結局はストレスホルモンや活性酸素の発生につながり老化が進みます。

しかし、正の感情（笑い・喜び・感謝・感動）をもつとこれが逆になり副交感神経が関与してきて体が癒され、また、脳が若返りのホルモンを適度に分泌して長寿の体になることが最近の研究で証明されています。

それでは、若返りのホルモンとは何でしょう。

その一つは意外にもテストステロンであり、もう一つはドーパミンです。

## ●若返りホルモン・テストステロンとドーパミン

テストステロンは、筋肉の増大や骨格（特に肩幅や胸郭）の発達に関与し、さらには肌の張りの維持にも関係してくる男性ホルモンです。女性にも（陰毛などに）男性の五～一〇％程度備わっていると言われ、性的な情熱にも関与し、男女ともに健康な生活を送る上で欠かせないホルモンです。

一方、ドーパミンは、過剰分泌になれば統合失調症、減少すればパーキンソン病に関与してくると言われていますが、適度な分泌は脳に対してやる気を生じさせます。

快楽のホルモンとも言われ、楽しさや心地よさといった感情を生み出します。

たとえば、人はほめられると笑顔になり楽しくなります。ほめられて楽しくなると、「その行為が楽しくなる→やる気が出る」という様にドーパミンの分泌で脳が活動するのです。

人はほめて伸ばすといいますが、それはこのドーパミンの作用を利用していることに他なりません。

## ●二つのホルモンを出すためには

この二つのホルモンは、大脳新皮質の下層にあり大脳辺縁系の一部で脳の記憶に関与している「海馬」という部分でコントロールされています。この海馬が快調であれば若返りホルモンが順調に溢れだし、身体的には肌に張りが戻り精神的にはやる気が生じてくるのです。

この海馬の機能を向上させる方法はいろいろあるかと思いますが、たとえば、正の感情を呼び起こす言葉（天国言葉）を口に出して言うことも一つの方法です。

次の七つの言葉がそれに当たります。

**「ついてる（ラッキー）、うれしい、楽しい、感謝してます、しあわせ、ありがとう、（自分を）許します」**

これらの言葉を言い続けていますと、笑顔になり、また、自然と自分の周りのいろいろな事に対して不思議と感謝の感情が湧いてきます。

その感謝の感情が結局は長寿につながってゆくのです。

しかし、一方で人の基本的欲求である食欲は、どんなに大好物でも毎回食べ続けると飽きがきます。

たとえば、私はカレーライスが好きですが、これを一日三度毎日食卓に出されれば厭になります。インド人はほぼ毎日香辛料を変えてカレーを食しているようですが、私にはまねができません。

また、性欲に関しても、最近週刊文春で「日本経済新聞記者はAV嬢だった」という記事がでましたが、その元AV嬢が、取材で「二年間で二〇〇〇万円を稼いだが、AVすることに飽きてしまって辞めた」と述べていました。どのAV嬢もほとんどが、ほぼ数年で引退するようですが、その理由が大部分、毎回同じパターンで仕事をすることに対する飽きで辞めるそうです。

これは、食欲や性欲など過度の欲求を抑えるために大脳前頭葉で生成される、GABAという神経伝達物質が作用してくるのが大きな原因です。

## ●感謝の感情には飽きが来ない

しかしながら、これらとは違って、感謝の感情から生じる喜びや快感についてはGABAは全く作用しないことがわかってきました。

つまり、この感謝の感情（正の感情）を呼び起こす七言葉を日に何回も繰り返し言い続けてもGABAは作用せず、海馬の機能が向上し、記憶力が良くなると同時に無限に長寿につながってゆくのです。

# 7　幸せホルモン　セロトニン

直接、長寿に関係するかどうかはわかりませんが、ドーパミン（快楽ホルモン）やノルアドレナリン（ストレスホルモン）と同じ神経ホルモンとしてセロトニンがあります。

最近、このセロトニンが幸せホルモンとして注目されています。

主に生体リズム・神経内分泌・睡眠・体温調節などに関与するホルモンです。セロトニンは体内で不足すると「うつ病」や「パニック障害」になると言われていますが、適度に保有していると心が落ち着き、プレッシャーに負けず平常心を保つことができ、ほっとした幸せな気分になれるようです（幸せホルモンの名の由来です）。

### ●セロトニンと腸の関係

セロトニンの原材料は、必須アミノ酸の一種のトリプトファンで、脳では延髄の縫線核という部位で、腸では腸クロム親和性細胞で産生されています。

ただ、最近の研究では、セロトニンの九〇%は脳ではなく腸から分泌しているということがわかってきました。

私も長い間、過敏性腸症候群で悩んできましたが、その原因がセロトニンであることが最近この年になってやっと判ってきました。

よく長寿の人は腸が丈夫だと言われますが、セロトニンの関与が腸を丈夫にしているのかも知れません。脳がストレスを受けると、腸の粘膜からセロトニンが分泌され、それが腸内にあるセロトニン受容体と呼ばれる物質と結合してストレス解消に向かいます。

しかし、この結合不足が起こると、腸のぜん動運動が異常をきたしてしまうのです。その結果、下痢や便秘などを引き起こしてしまいます。

このように、過敏性腸症候群とセロトニンには深い関わりがあります。過敏性腸症候群は、心の病気です。いくら医師が外から消化器を診断してもわからないケースが多いのです。ただ、心理的な不安やストレスが腸に多く存在するセロトニン不足によって引き起こされることが原因で、腸の機能が過敏になりやすいだけなのです。従って、過敏性腸症候群の人は、セロトニンを多く含む食物、つまり、次の食物を食することでかなりの改善ができます。

**●セロトニンを含む食品**

セロトニンは、豆腐や納豆などの大豆製品、牛乳やチーズなどの乳製品、ピーナッツやアーモンドなどのナッツ類、卵黄、バナナなどに多く含まれています。

これらの食物を多めにとることが体内でセロトニンを増やすコツです。

特に、牛乳や卵黄はトリプトファンを含む必須アミノ酸やビタミンを多量に含んでいます。

なにもテレビや新聞などで宣伝している高いサプリメントを買う必要はありません。そして、セロトニンは、食べ物以外でも増やすことが可能です。それは、室内に閉じこもっていないで外に出て太陽の光を浴びることです。

軽い運動でもセロトニンを増やすことが出来ます。さらに毎日決まった時間に寝て、起きる。つまり、規則正しい睡眠をとることも、セロトニンを増やすためには重要です。

したがって、一般的に言われている普通の健康的な生活をしていれば、セロトニンを増やすことは可能なのです。

# 三章　不老不死の生き方

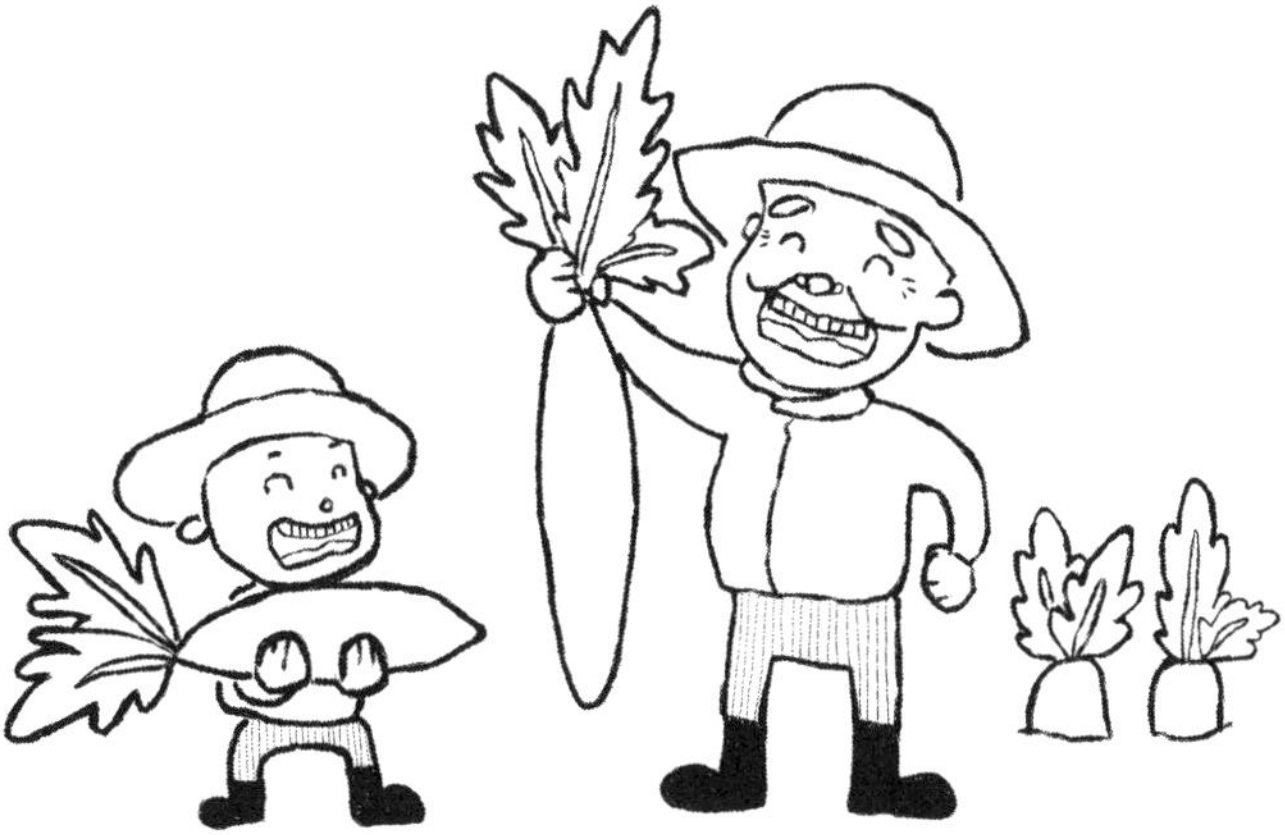

人の寿命はおおよそ一二〇歳が限度です。というよりも、一二〇歳を超えて生きた人は記録上世界でただ一人、フランスのジャンヌ・カルマンさんだけです。

我々人間にはそれ以上生き続けること、さらには永遠の命＝不死はかないません。

しかし、「死」があるからこそ、また、それを知っているからこそ人間性が成り立つのかもしれません。

もし、人間がこれから述べる「死」なない生き物だったら今この地球上に生活している人間は完全に人間性、つまり人を憐れむ心、人に対する優しさ、人に対する同情などは消失しているかもしれません。

いつかは自分も含めて皆死ぬ、この考えがこの地球上の全人類にあればこそ、お互いに協調して暮らしてゆけるのではないでしょうか。

それでは不老不死の生物を述べてゆきます。

## 1　単細胞生物（原生動物）

地球の生物は単細胞生物から始まりました。したがって、私達の祖先は不死だったのです。

進化の過程のどこかで従来の単細胞生物である「死」をもたない生物と、我々人間のような「死」をもつ多細胞生物に分かれていったのです。

特に細胞の核の中にある染色体がそのどちらに生きるかを分類してしまったようです。つまり細菌などの単細胞生物にみられる環状の染色体を有する生き物と、我々人間のような線条の染色体を有する生き物です。環状の染色体を有する生き物は線条の染色体が有する両端がありません。両端がないために（前述した）テロメアが存在せず限りなく細胞分裂が可能となり、永遠の命つまり不老不死を有するのです。一方我々人間が有する線条の染色体はテロメアがあるために細胞分裂に限界があり、老化・寿命へと導かれます。

しかし、考え方を変えれば、我々が有しているDNAつまり遺伝子は代々受け継がれてゆきます。

継がれる毎に率は減っても完全に消失することはありません。

あなたの持っているDNAはあなたの子供に二分の一継がれます。あなたの孫には四分の一継がれます。代々継がれていって八分の一、一六分の一、三二分の一……となっても完全に消失することはないのです。

つまりあなたのDNAは代々継がれて率は減っても永遠に残るのです。また、女性が有するミトコンドリアDNA、男性が有するY染色体、これらも子供、孫、曾孫……と永遠に受け継がれてゆきます。

性行為を通じて新しい生命をつくり、その中に親の遺伝子（ゲノム）などが受け継がれてゆく。そう考えると、人は「死」んでも子孫が生きている限りその人の体の一部は受け継がれてゆきます。

つまりあなたの体の一部は新しい人間となって繋がってゆくのです。そういう意味では、人を初めとする多細胞生物は、地球上に生物が誕生した四〇億年前の単細胞生物の伝統をゲノムに関しては受け継いでいるものと考えられます。

## 2 縄文杉

長寿な樹として有名な、屋久島にある「縄文杉」。

これは樹齢二七〇〇年〜七〇〇〇年ぐらいと考えられており、四〇〇〇年前の縄文時代にはおそらく存在していたということで、この名前がつけられています。

縄文杉の樹齢が不明瞭なのは、中心部にある古木を若い樹が融合しているという「合体木説」があるためです。この場合は外側の若い樹の樹齢である、二七〇〇歳が適用される場合もあるようです。

その一方で、やはり一本の木であるという説もあり、その場合は七〇〇〇歳の可能性もあるといわれています。どちらにしても約三〇〇〇年以上前には生存していたことは確かであり、長寿というよりも不老不死の生物に変わりはありません。

元来、「木」という生物は災害や人工的被害にあわない限り、光合成を営んで無限に生きていけるものと考えられます。

一方、動物は「木」を初めとする植物なしでは生きてゆけません。植物を草食動物が食し、その草食動物を肉食動物が食べる。食物連関を形成して生きているわけです。

植物なしでは我々人間を含む動物は生きてゆけないのです。そういう意味では、植物は動物よりも「生」という点においては優位の立場にある生物だと考えられますが、また、「長寿」あるいは「不死」という立場においてもかなり優位の立場にある生物だと思われます。

## 3 ベニクラゲ

不老不死と言えるかどうかわかりませんが、一度老化した体が再び若返るという機能をもった生物がこの地球上に存在します。

それはベニクラゲです。

世界中に広く分布し、最大でも一cm程度の大きさしか有しない小さなクラゲです。性的に成熟した（有性生殖が可能な）個体が、（人でいう）成長期へ退行可能という特徴的な生活環を持つことで知られています。

ベニクラゲは、半透明の美しい体をしており、透けて見える消化器が赤色であるため「ベニクラゲ」と名付けられています。何度も若返ることができ、五億年以上も生きているものもいると言われ、そういう意味では不老不死のクラゲともいえます。そのクラゲに不老不死の能力が見つかったのは、いまからたった二〇年ほど前です。

## ●偶然の大発見

一九九六年に、イタリアのレッチェ大学のボエロ博士のグループがベニクラゲの若返り現象を偶然に発見したのが始まりです（科学にはこの偶然性が大切です。ノーベル賞のほとんどの受賞者が偶然から大発見・大発明に繋げています)。

ボエロ博士のグループの学生が、水槽に入れておいたベニクラゲの世話を怠り、長時間餌も与えずにネグレクト状態にしておいたようです。その後、気がついて、とっくに全滅してしまっただろうと思って中を覗いてみると、クラゲの死体は全く見あたらず、そこには若い元気なクラゲの姿があったといいます。不思議な現象です。

## ●若返りの仕組み

一般にクラゲの仲間は、成熟し子孫を残した後、徐々に衰弱し海中に溶けて消滅するのが普通です。

しかし、ベニクラゲは衰弱した後、クラゲの成長段階である〝ポリプ〟と呼ばれる状態に〝若返り〟し、〝ポリプ〟から再びベニクラゲが生まれてくる。つまり、人でいう老化が生じて老人となるのですが、そこから若返って成長期になり再び出産して子供をつくるという生活過程を営んでいるのです(他のクラゲでは、このような若返り現象は確認されていません)。

「成長期→老年期→ポリプ→成長期」この一連のサイクルを無限に繰り返すことから、不老はともかく「不死」と言われる状態であることは確かです。

老年期からの若返り、つまりポリプ状態になるまで丸二日はかかるようですが、ミクロ的に若い細胞がどんどん増殖して、例えば筋肉であった組織は卵や精子、神経細胞などに置き変わり、今までとは全く異なる組織に変化する能力を有する生物です。ただ、海水の温度が適温(約一五度前後)でなかったり、汚れた海水の中では生まれ変わることができないようです。

## ●おじいちゃんが少年に戻る日

この神秘的能力を身に付けた理由やそのメカニズムは未だに解明されていませんが、単純に考えると、細胞分裂の制限となっているテロメアを上手く修復したり、老化時に若いころの遺伝子配列を再び読み込んで姿を変える何らかのメカニズムがあると思われます。

もしこの若返りのメカニズムが解明されれば、人間にも応用できる可能性が充分ありますが、御老人が数日間～数カ月間で急に若返って成長期の少年に戻れば、少し気味の悪い気もします。

## ●若返りする生き物たち

以上のように、ベニクラゲは衰弱させる、つまり何らかのストレスを与えるとポリプの状態に戻るようですが、今までにも自然現象でベニクラゲ以外でも細胞を刺激によって分化前の状態に戻すこと自体は可能な生物も存在します。

たとえば、植物では植物の茎や葉っぱを土などに挿して繁殖させる、いわゆる挿し木等で再生はしますし、イモリは腕や眼・心臓を損傷しても近辺の細胞が脱分化して再生します。そのような考えのもとに、昨年、大きな社会問題になってしまったＳＴＡＰ細胞もベニクラゲから発想されたのかも知れません。

つまり細胞に刺激（ストレス）を与えると分化前の状態に戻るということで理論上は可

能とも考えられます。

論文はイギリスの国際雑誌『ネイチャー』にいったんパスするほどの内容でしたのに、再現性が全く認められないということでマスコミから多数の批判を浴びせられたのは、非常に残念なことです。もう一度ベニクラゲを研究してそのメカニズムを探るのも一つの方法かも知れません。

## 4 プラナリア

プラナリアは、扁形動物の総称で、体は細長く扁平で、先端は三角形に広がっています。体表には繊毛があり、この繊毛の運動によって渦ができることからウズムシとも呼ばれます。淡水、海水および湿気の高い陸上に生息しています。

この動物も体内に不老不死の機能をもっていると以前からいわれています。それは全身が全能性幹細胞というものでできているからです。

尻尾がなくなれば尻尾に、頭がなくなれば頭に部分的なクローンを作ります。つまり、心臓が止まっても病気になってもそれらを補う細胞を、幹細胞を利用して体内でつくれるのです。それ故に寿命がない。つまり、不老不死ということです。

また、この動物は生殖に関しても有性生殖と無性生殖の両機能を有しているという不思議な動物です。

よく再生能力の実験にも使われ、前後に三つに切れば、頭部からは腹部以降が、尾部側からは腹部頭部が、中央の断片からは前の切り口から頭部、後ろの切り口から尾部が再生される。一つのプラナリアから再生によって三つのプラナリアができるのです。

ある研究者がメスを使い一〇〇を超える断片になるまで一つのプラナリアを切り刻んだが、その全ての断片が再生し一〇〇を超えるプラナリアが再生したという報告があります。

## ●記憶も持っている！

最新の研究発表によると、プラナリアは、頭を切断してもなお、頭が再生してしまえば切断される以前の記憶を維持したままとなることが解明されています。つまり、頭の再生と同時に記憶も再生されているのです。これは、もの凄いことです。脳以外の部分にも記憶が残存しているのです。

そのメカニズムは全く解明されていません。今後、京都大学などでｉＰＳ細胞などの再生医療の研究が進むと、このプラナリアの不思議な機能も少しずつ解明されてくるものと期待できます。

## 5　人間は人間らしく

以上、現段階で生存している不老不死の生物を述べましたが、まだまだこの地球上には、我々の知らない不老不死の生物が存在していると考えられます。

もし、我々人間が数千年後あるいは数万年後にこれら不老不死の生物の機能を解明して、我々人間も不老不死の生物になったとしたら、働く意欲や生きる意欲、他人に対する同情や協調性（介護）も亡くなり、さらには子孫をつくる行為つまりセックスという快楽も喪失することになります。

やはり人間は「必ず死ぬ」という前提のもとに日々精一杯生きるのが、一番いいのかも知れません。

# 四章　寿命を延ばす医療——幹細胞の研究

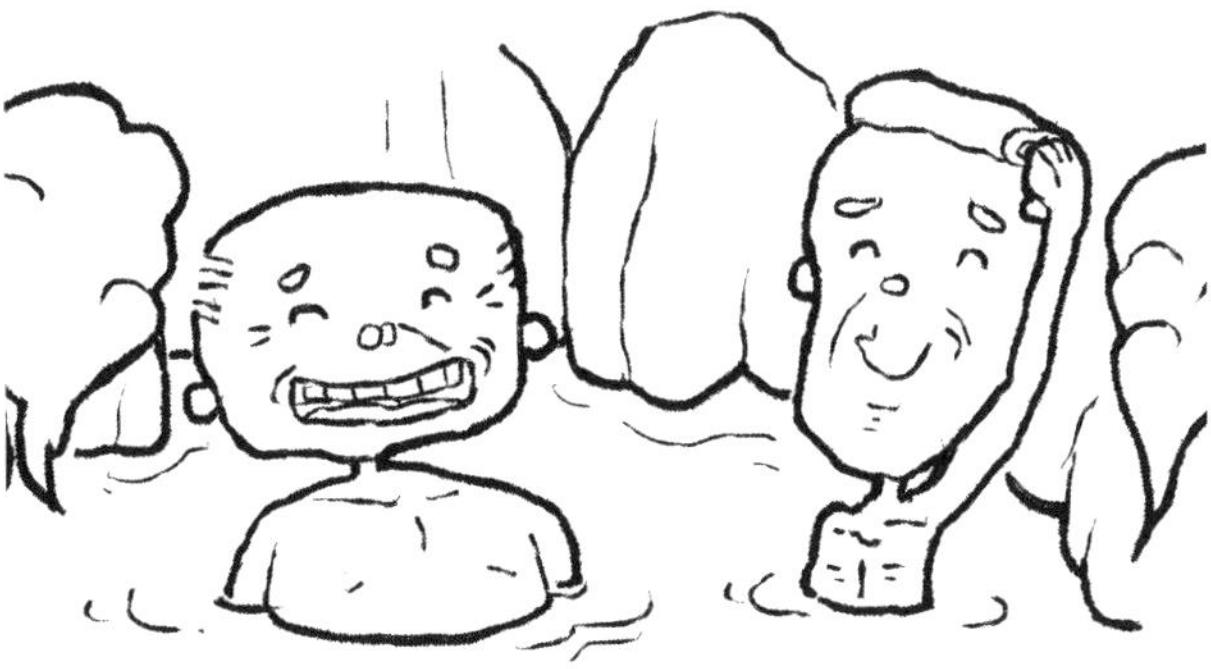

幹細胞の研究も、今後、人の寿命を延ばすのに何らかの役割を果たすかも知れません。たとえば交通事故や災害・あるいは病気で手足や内臓をなくした人、老化がすすんで認知症や糖尿病など体のいろいろな所に障害がでている人、車椅子生活を送っているがぜひとも死ぬまでに一度自分の足で立って歩きたいと願っている人など、幹細胞は、様々な身体的・精神的障害者の夢をかなえてくれる細胞ともいえます。

## 1 妖精の粉

最近、手足をなくした人に福音とも思える薬剤が幹細胞の研究からつくられました。それは、「妖精の粉」と言われている物質の出現です。

アメリカでの出来事ですが、ホビーショップで働くリー・スピーバクさんは、ある日、模型の飛行機のプロペラにうっかり指を入れてしまい、中指を一㎝以上切断。切れた指もどこかへ飛んでしまい、探しても見当たらなかったようです。そのために縫合手術も全く不可能になり、医師からは一生このままだと診断されました。

そこでスピーバクさんは自分の兄弟で、器官再生に関する研究所で薬剤分野の研究を担当していたアランさんに相談し、「妖精の粉」（ピクシーダスト）と言われるパウダーを送ってもらい、実験的に毎日そのパウダーを指に塗りつけました。

その結果、驚いたことに指は毎日少しずつ再生して伸び、そしてとうとう四週間ほどで完全に元通りの指になりました。

この「妖精の粉」は、ピッツバーグ大学の研究室で開発されたもので、医学的には細胞外マトリックスと呼ばれています。なんとこの細胞外マトリックス、正体は豚の膀胱で、膀胱の層になった部分の細胞をこすり落とした後、残りの部分は酸に漬けてその後乾燥させます。乾燥後は、シート状にしたり粉末状にしたりして使用するそうです。

## ●細胞再生の働き

これはメカニズム的には、人の身体には、細胞組織の再生に適度なシグナルがあり、細胞外マトリックスはそのシグナルに適合し、細胞を再生させる働きがあるのではないかと考えられています。

残念ながらまだまだ臨床実験の段階で、日本では不認可で現在市販はされておりません。特に細胞外マトリックスとして使用するのが豚の細胞の一部ですので、もし豚特有の未知のウイルスなどがあったら大変です。たとえば過去に梅毒（ウサギ）やエイズ（ミドリザル）、あるいは現在大騒ぎしているエボラ出血熱（コウモリ）などのように、他の動物の細菌やウイルスが人に感染すれば大変な人類への脅威になるため、その使用にはより慎重な対応が求められるのです。

そのためにアメリカの陸軍病院のみで研究が続けられ、イラクなどの中東戦争で傷ついた兵士に試験的に用いられているだけです。

しかし、この研究が進めば、大やけどや臓器の損傷も治療できるようになるかもしれません。将来的には、骨とその周囲の組織も再生できるようになる可能性が高いとも言われています。

もしそれが可能となれば、交通事故や災害、あるいは旋盤工などの仕事で手足や指をなくした人も、義手や義足、義指をつけずに、切断して傷ついた部分に細胞外マトリックスを塗り、新しい本人の手や足、指が再生されて精神的にも引け目を感じず生きられ、寿命を延ばすことにつながるかもしれません。

## 2 乳房と幹細胞

乳房は、女性のシンボルです。乳房の大きさによって人生が変わられる方もおられますし、その張りは若さのシンボルでもあります。特に、乳癌や乳腺疾患などを患われた方は、乳房の左右の大きさに非常に敏感になっておられる方も多いようです。

このような方に福音となる幹細胞がみつけられました。

それは人の腹部の皮下脂肪に存在する幹細胞です。

この研究は日本で始められ、現在、主に乳癌で失った乳房の復元に利用されていますが、適切な量などまだまだ未解明なことも多く、臨床実験という段階です。

特に乳癌を手術した人は左右で極端に乳房の大きさが違ってくる場合が多く、下着や服で隠してもカバーしきれない女性もいます。

この手術で大きさを左右均等にし、見た目は乳癌手術前の乳房に戻せるので、女性の方は公衆風呂に入ったり温泉などに旅行したりしても、他人に対して引け目を感じなくなります。

一方、イギリスでは、それを美容整形に利用して豊胸手術を行なったり、顔の頬のこけた人に利用したりする美容整形が流行しています。結構、繁盛しているようで、脂肪幹細胞は皮膚のたるみを取り戻すという長所もあり、外見的には大変若返るので女性はもちろん男性にも喜ばれています。

アンチ・エイジングの一つとして、日本でも今後このような美容整形が増えてくるのではないでしょうか。現在は、脂肪幹細胞を、先程述べたように乳房の増大や再建、顔のアンチ・エイジングなど、身体の脂肪組織の増大に主に用いていますが、将来的には幹細胞の多能性を活用した多様な再生医療に発展することが大いに期待されます。

## 3 ES細胞とiPS細胞

幹細胞の中で最も注目されているのが、ES細胞（胚性幹細胞）とiPS細胞（人工多能性幹細胞）です。これらの細胞には長所もあれば当然短所もあります。

まず、ES細胞から述べますと、この細胞は人の受精卵から数日経過して細胞数が約一〇〇個になった胚形成期の細胞です。

この時期の細胞はあらゆる細胞に変化できる可能性（万能性）を有します。だから、人の精子と卵子を体外受精させて受精卵をつくりシャーレの中で培養させてES細胞を作製、そこから様々な臓器をつくって（臓器損傷などで）新しい臓器が必要な人に提供できるわけです。

そのようになれば、臓器移植の問題も一気に解決できる、というのがES細胞をつくられた人の主張です。

これとは別の話ですが、最近、社会的に優秀な男性の精子が高く売れているという事を耳にします。「亭主はいらないけれども子供が欲しい」という女性が増えているためだともいわれています。私などは、優秀かどうかは別として私の精子を貰ってくれる女性がいるとしたら、面倒な体外受精よりも直接受精でタダでさしあげます。これは冗談ですが、すごい時代になったものです。

## ●ES細胞の倫理的問題

さて、ES細胞に話を戻しますと、この細胞には大きな問題を二つかかえています。

一つは受精卵から細胞分裂をして一〇〇個になった細胞の数個を利用するが残りの細胞はすべて捨てる、という倫理的な問題です。

これは女性が妊娠した場合の、人の定義がどこから始まるかという問題につながります。

大部分の生物学者は「ES細胞は、受精卵からヒトの発生初期の段階までの細胞であり、まだ人ではない。人を構成する各種の細胞へ分化する以前の段階である」という考えをもっています。

しかしながら、西洋のキリスト教信者、特にカトリック信者の多くは「ＥＳ細胞のもととなる受精卵がヒトである。もしも受精卵が子宮内で生育したならばやがて人になる機能をもっている。人になる機能をもつことは人と同様の人格や霊魂がすでに存在しているのであり、人と同様の人権が認められるべきである。だから、この人を壊し生命を否定する研究は辞めるべきである」と主張しています。

言い換えれば、「人の始まりは受精卵である。受精卵から生じたＥＳ細胞を壊しさらには数個の細胞だけを取り出し残りは捨てる、という技術は生命を否定することにつながる」というのです。

特に、アメリカ合衆国のブッシュ前大統領は熱心なキリスト教信者でしたので、「受精卵を破壊する研究に税金を使ってはならない」として、ＥＳ細胞を用いた医学研究に反対を表明し、その結果アメリカでの再生医療の研究が一時停滞した時期がありました。

この問題は、生命の根源をどこに認めるかということで、宗教とも絡んで非常に難しい問題です。ES細胞の研究に関しては今後もこの論議が続くものと思われます。

## ●拒絶反応とクローンの問題

もう一つは、新しい臓器を他人に移植した場合には当然臓器拒否の問題が生じるということです。

しかしながら、この問題は本人の皮膚細胞の核をぬいて女性から提供された未受精卵に移植する核移植を行い、それを培養してES細胞をつくり、そこから本人に必要な臓器をつくる、いわゆるクローンES細胞を作製することで解決が可能となりました。

ただ、この技術はクローン人間作製につながるので、生物学界においては慎重に論議されています。

## ●iPS細胞の快挙

iPS細胞は、皆さんが御存じの通り、ノーベル賞受賞者で京都大学教授でもある山中伸弥博士が考えられました。

これは、皮膚などの体細胞に四つの遺伝子を組み込んでつくった人工多能性幹細胞です。

前述した前アメリカ合衆国大統領のブッシュ氏やバチカンの宗教者も、ES細胞の問題点を解決する画期的な研究だと評価しています。

患者本人の体細胞を直接使用するために、ES細胞のような卵細胞つまり受精卵を破壊する必要が全くなく、免疫や拒絶反応の心配も全くない幹細胞です。

## ●iPS細胞の超難問

しかし、この細胞にも乗り越えなければならない二つの大きな難問があります。

その一つは、iPS細胞の癌化です。

大学や研究所の研究室で山中博士が発表された論文に従いiPS細胞を作製しても、その途中で癌細胞が生じてくる可能性が高いのです。

実際、山中先生は、TV番組・NHKスペシャルで膀胱癌を患っておられる立花隆氏との会見で次のように語っています。

「iPS細胞をつくる過程と癌細胞が生じるプロセスはよく似ていて、本当に紙一重だと強く感じる。iPS細胞と癌細胞は両極端と思われやすい。でも実際は同じものの表と裏を見ているんじゃないか。そう思えるぐらいです」

また、同時に人間にはイモリのような下等動物に備わっている再生能力がなぜないのかについてもこう語っています。

「人間にも、手を切って血が出ても、しばらくすると傷が治る程度の再生能力は備わっている。皮膚や小さい血管は再生される。しかし、手足や臓器を失ったら、それを再生することはできない。(イモリのような)高い再生能力を持っている生物は、足が切れたら確かに足が生えてくる。でも同時に癌がすごくできやすいのではないか。足がなくても生きられるけれども、癌ができたら間違いなく死ぬ。それで人間の進化の過程で、〈どっちを取るか、癌はダメ〉という究極の選択が行われたのだと思う。人間は十数年は生きないと、次の世代に子供を残せない。その間に多くの人が癌になったら、人類は絶えてしまう。だから、生まれて十数年はなるべく癌を起こさないように涙をのんで（イモリのような）再生能力を犠牲にしたのではないか」

実際、二〇一四年の九月、神戸の理化学研究所・網膜再生医療研究開発プロジェクトのリーダーで眼科医の高橋政代博士らによって、七〇歳代の女性に「滲出型・加齢黄斑変性に対する自家iPS細胞由来網膜色素上皮（RPE）シート移植に関する臨床研究」が始まりました。

iPS細胞を利用した初めての臨床研究ですが、この研究を最初に選んだのも、人の網膜が人体内で最も癌が発生しにくい部分だからです。

もしiPS細胞を利用した最初に行った臨床実験で癌が発生したら、iPS細胞の価値がかなり低下します。

そのために癌が最も発生しにくい網膜の疾患を選んだのです。これは、イギリスで既に行っているＥＳ細胞の臨床実験でも同様で、スタージー・ウェバー病という網膜の疾患で行っています。やはり、網膜が人体で最も癌が発生しにくい部分ということを考慮して研究しているのです。

理化学研究所は昨年、ＳＴＡＰ細胞の研究で国内的にも国際的にもかなり評価が低下しました。この研究で失地回復してほしいものです。

## ●生殖医療の混乱

ｉＰＳ細胞のもう一つ乗り越えなければならない問題は、将来生じてくると予測できる生殖医療の混乱です。

たとえば、私は男です。従って精子を持っています。その私の皮膚からｉＰＳ細胞をつくり卵子も作製できます。もし私の生まれつき持っている精子と私の皮膚のｉＰＳ細胞から作った卵子を体外受精させ、誰か協力してくれる女性の子宮に埋め込むと、どんな人間が生まれてくるのでしょうか。

また、最近、同性愛結婚が叫ばれています。もし、女性同士が結婚して一方の女性の皮膚細胞からつくったiPS細胞から精子をつくり、もう一方の女性の卵子と体外受精により受精卵を作製してどちらかの女性の子宮に埋め込めば、どのような子供が生まれてくるのでしょうか。

このような生殖医療が進めば、子宮をもっている女性が圧倒的に男性よりも優位になります。実際既にアメリカ合衆国やタイ、インドでは代理母出産が一つの商売として成り立っています（代理母は結構高額なマネーを得るようです）。

今後は、iPS細胞の技術を使えば、男性同士が結婚して一方の男性の皮膚細胞から卵子をつくり、もう一方の男性の精子と体外受精させ、代理母にマネーを払って出産させれば、男性同士の結婚でも確実に二人の遺伝子を持っている一人の人間が生まれることになります。

## ●人工マウスが生まれる

今まで男は精子、女は卵子をもっているのが当たり前でしたが、iPS細胞の研究が進むと男子・女子どちらにも精子と卵子の両方を持つ事が可能になるのです。

そしてもう既に日本でも「不妊症の原因を探る」という名目で文部科学省が「ヒトiPS細胞又はヒト組織幹細胞からの生殖細胞の作製を行う研究に関する指針」を公布・施行しています。

京都大学では、斎藤通紀教授らのグループが、精子や卵子のもとになる「始原生殖細胞」を世界で初めてiPS細胞から作り出し、最終的に正常なマウス個体の産出まで成功しており、もはやこの流れは止められそうにありません。

iPS細胞の研究が今後進むと、どのような将来が待っているのでしょうか。期待とともに大きな不安を感じるのが、私の本音です。

# 五章　外見に見る若返りの方法

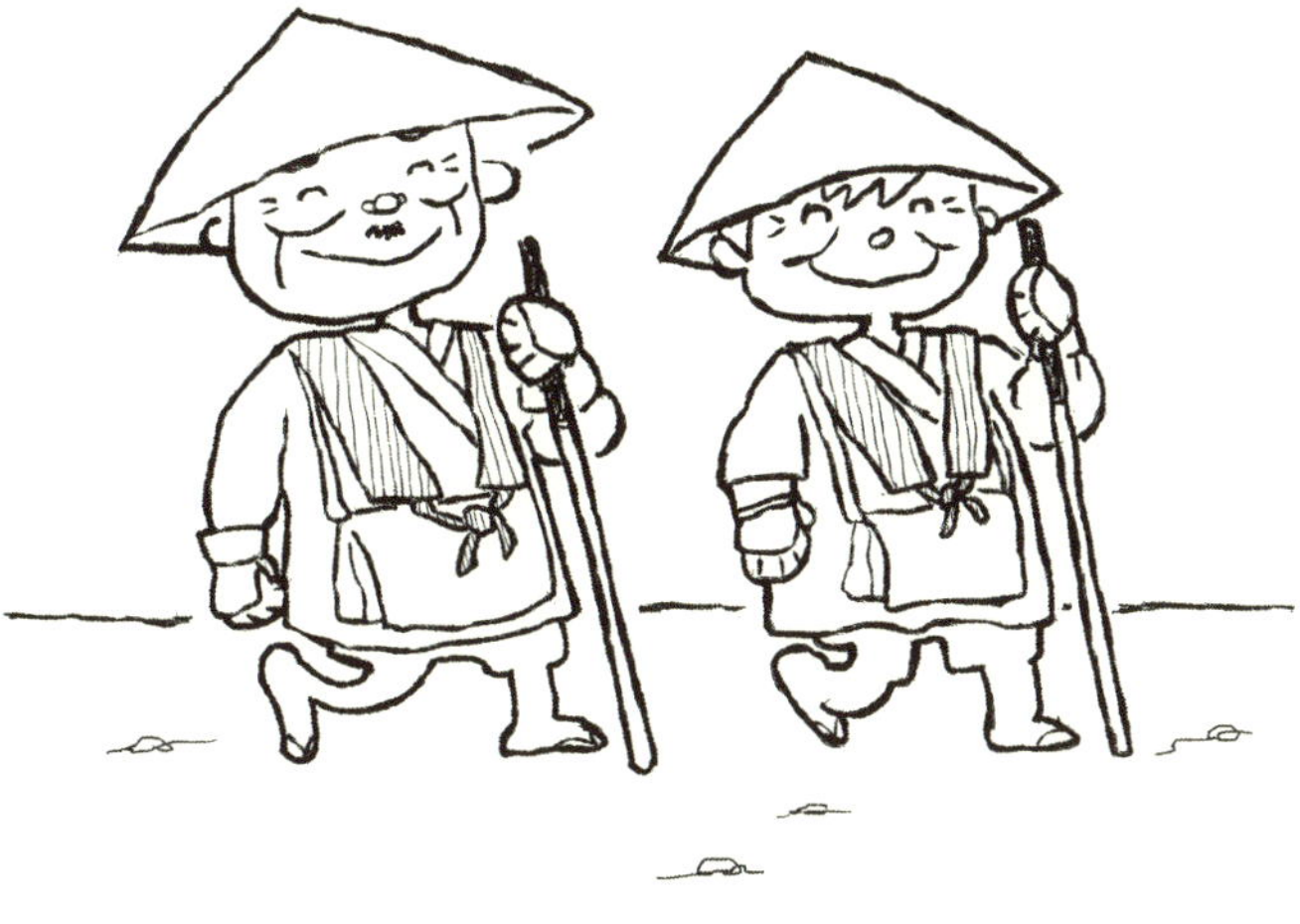

実年齢よりも若く見られるのは、誰もが嬉しいものです。

特に年齢を重ねれば重ねるほど若く見られたい、と思うのは人間の本能かもしれません。

例外的に、よく他人との仕事の交渉事や勝負事で「若く見られたら負け」とも言いますが、それは相手から事前に感覚的に下に見られない、舐められないためです。

歳が相手より上のように振舞うのは、交渉事や勝負事を有利に進めるためで、仕事上の手段にすぎません。

私自身の事ですが、大学や専門学校で若い学生を相手に講義をしていると、還暦を超えた童顔の私に二〇代前半の学生から「先生かわいいですね」と言われます。一瞬舐められているようで複雑な気持ちになります。しかし、反面、少しですが嬉しい気持にもなるのです。

## 1　外見と内面

一般的に、外見的に若く見える人は内面的にも健康な人が多いと言われていますが、実際はわかりません。

しかし、たとえば、病院に長く入院している患者さんに若く見える人は、ほとんどいません。若い看護師さんがハツラツとして採血や注射をしているのとは大違いです。

また、毎日、人の悪口や暗いことばかりを言っている人に若く見える人はいません。若さにはやはり内面的な健康が必要なのかも知れません。

### ●明るい笑顔で若々しく

さて、芸能人で還暦を超えているのにかなり若く見える人は、(私見ですが) 女性では吉永小百合さん、男性では加山雄三さんではないかと思います。

両人に共通しているのは、外見的な要素ももちろんありますが、いつもニコニコして、自分の気持ちを明るく表現されていることです。自分の気持ちを明るくすると自分自身も若返るし、また、周りの人も明るい気持ちにさせるようです。

要するに、いつも上機嫌で人に接することです。その方法は前述している海馬の機能を向上させる言葉、つまり、

「ついてる（ラッキー）、うれしい、楽しい、感謝してます、しあわせ、ありがとう、（自分を）許します」

これらを普段、口に出して言うことです。

ある雑誌社の調査では、若く見える言葉のトップスリーは、「楽しい、うれしい、ありがとう」という言葉だそうで、私の述べている七言葉にすべて入っています。

逆に、老けてみえる言葉は「疲れた、しんどい、くたびれた、もう年だから」などで、このような後ろ向きの発言は周囲の人に年老いた印象を与えるようで、やめましょう。

## 2　五つの〝やらない〟運動

また、若々しく人に見られるためには、次の五無運動を実践されればいいかもしれません。それは、

① 食べ過ぎない
② 激しい運動、特にスポーツはしない
③ 人と自分を比べない
④ 夜更かしはしない
⑤ 考えすぎない

この五つです。

## ●節食は若返りスイッチを入れる

まず、①については、この本の中で何回も述べているように、食事の量を減らすと長寿遺伝子であるサーチュイン遺伝子にスイッチが入り体全体の細胞が若返ってきます。生物学的に人に最も近いサルなどを使った実験でもそのことが証明されています。

## ●スポーツは活性酸素をたくさん作る

②については、激しい運動をすると当然多くのエネルギーを消費します。

そのエネルギーを補うために多くの食物を体に入れてしまうのです。エネルギーは酸素と食物（特に糖や脂肪）からつくられます。エネルギーが欠乏すると本能的に食べ過ぎてしまうことが多いのです。

また、エネルギー生産の副産物として活性酸素もどんどんできます。老化を防ぐ意味では良くはありません。

特に年輩者にとっては、スポーツはするものではなくむしろ観戦するものである、と考えるのが一番良いかと思います。観戦することによって大声を出したり拳を突き上げたり、特に応援しているチームまたはアスリートが勝利している場合は周りの人と抱き合ったり握手したりと、いろいろな行動を喜んでします。

その程度の運動が体にいいのです。身体的にも精神的にも大変満たされた状態になります。

逆に負けていても皆で一体になって大声で応援する、そのことによって「自分は一人ではないのだ」と自覚し、また、周りの人との親近感も湧いてきて負けているのに笑顔になります。それが他人からすれば若々しく映るのです。

## ●他人の良いところを探そう

③については、自分と他人を比べると必ず不幸な気分が襲ってきます。

ある事で他人よりも勝っていると考えると、自然とその人をバカにする感情になります。

また、その人よりも自分が劣っていると考えると、その人に嫉妬や妬みを抱きます。顔も老け顔に変わってゆきます。

だから、自分と他人を絶対に比較してはいけません。それよりもむしろ、他人のよいところを探し出す習慣をつける。そうすることによって他人を尊敬し、目標にし、自分も頑張ろうという気持ちに成ります。

そういう習慣をつけてゆくと自然と他人からみて若く見えるようになります。

一〇年以上前に歌手グループのスマップが歌った「世界にひとつだけの花」の歌詞は正にそのことを述べています。人は比較するものではなくて、それぞれ個々の良いところを認識し、自分のＤＮＡを成長させることだけを考えればいいのです。そのことが若々しさにつながってゆきます。

## ●早寝早起きがいちばん

④については、人は本能的に、夜は眠りにつくようにできています。

人間の三大欲求である食欲・性欲・睡眠欲のうち最も体に大事なのは意外にもこの睡眠

欲である、ともいわれています。

そのため、若返りにはこの睡眠の取り方が重要です。

今までの研究からも、午後一〇時～午前二時までが睡眠のゴールデンタイムです。

この時間においては、成長ホルモンが多量に分泌されて内臓脂肪が分解され筋肉がつくられます。

さらには、傷ついた細胞の修復の時間でもあります。これが美肌効果にもつながります。そして、早寝早起きを心がければ、朝に太陽の光を浴びることができます。つまり前述した、幸せホルモンのセロトニンの分泌もより一層促進されるわけです。

しかし、夜更かしの習慣をつけてしまうとこのような睡眠の恩恵が得られません。夜になれば、人の体内では自律神経の交感神経から副交感神経にスイッチが入り、体が休むようにできています。

それを無理に起きていると体内でストレスホルモンが多量に分泌され、それが活性酸素の発生や免疫力低下につながり老化が進行することになるのです。

本能に従って夜は眠るようにしましょう。老化予防という点からも夜更かしはやめましょう。

## ●いいことだけ考えよう

⑤については、人には脳がある限りいろいろな事で迷い悩むことがあります。よく慎重派と言ってじっくりと考えてなかなか答えを出さない人もいます。

しかし、社会においては、そのような人はあまり歓迎されませんし、ストレスホルモンが発生するというリスクもあります。

私の経験では、悩んだ時迷った時には良い悪いは別にして、自分が楽しいと考える方に進めば結構良い結果が出ます。良い結果が出て楽しくなれば、更に、免疫力も若返りのホルモンも高まり長寿につながります。

また、人の言う事はあまり気にする必要はありません。他人に対しては鈍感であること、一言で言えば「鈍感力」も年を重ねれば重ねるほど重要です。

人の言う事を気にすると、どうしてもその人に対して受け身になり、ストレスホルモンの発生にもつながります。気にする必要はないのです。そういう意味で、嫌いな人とは無理して「つきあう」必要はありません。嫌な人はできるだけ避けましょう。そして、ストレスホルモンの発生するリスクを下げましょう。

## 3　自分を若いと信じよう！

以上、外見に見る若返りの方法を述べましたが、一番の若返りの方法は自分で自分のことを「若い」と信じることです。それによって更にいろいろな若返りホルモンや幸せホルモンが分泌され、大きな老化予防にもつながってゆきます。

# 六章　長寿になるためには

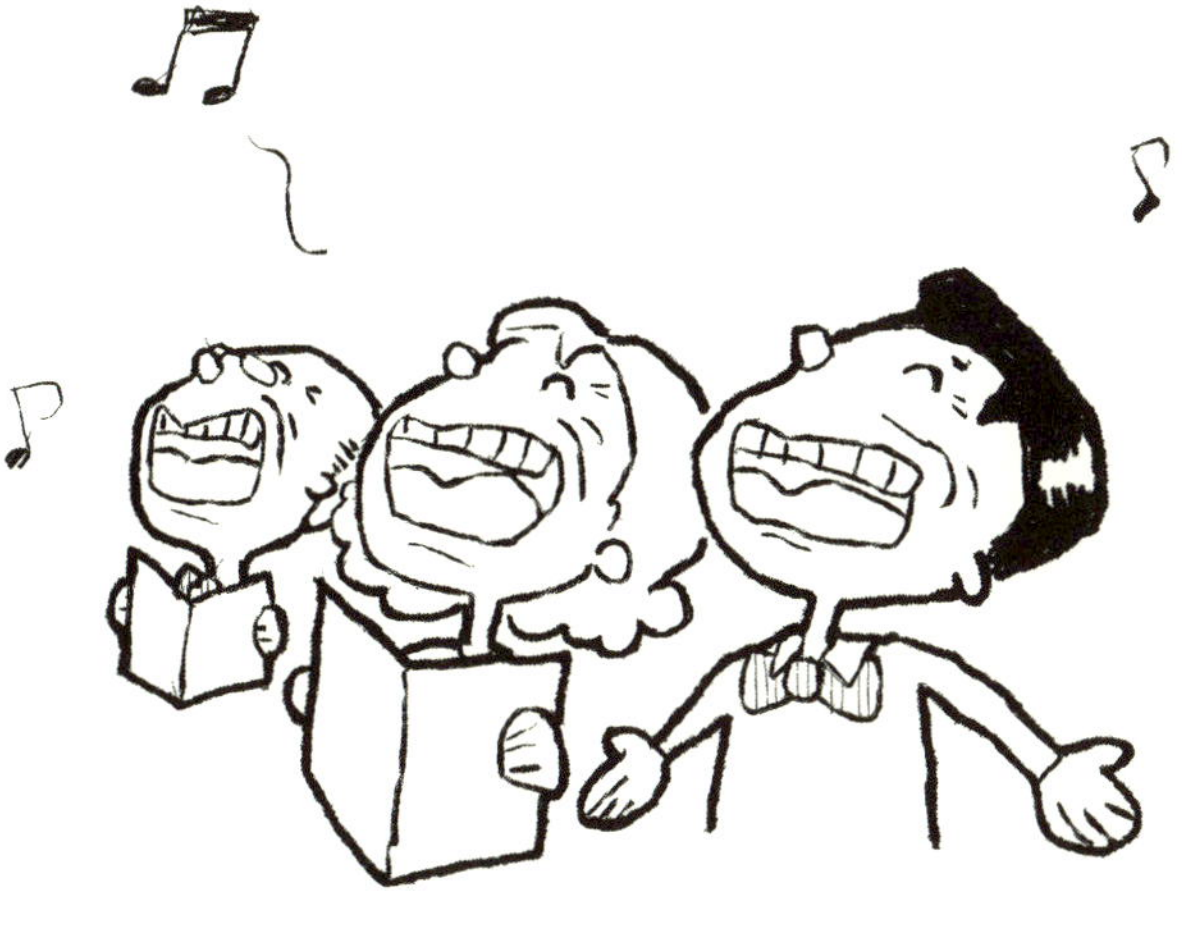

長寿の人の特徴について、これまで研究されてきたことを述べましょう。読者の皆さんも大いに参考にして下さい。

## 1　二世帯または三世帯家族同居をしている人

大手住宅メーカーの二世帯住宅入居者調査では、二世帯同居としては息子夫婦同居が非常に多いのですが、最近では娘夫婦同居も増えてきています。

核家族という言葉を聞いて久しいのですが、日本人は夫婦間の結合よりも親子間の繋がりの方が西洋などに比べて依然強く、二世帯・三世帯家族同居している人も西洋人よりは多いとも言われています。

日本人の平均寿命は男女とも八〇歳を超えていますが、介護に頼らない健康寿命は約七〇歳です。七〇歳を超えると介護を要する人が急に増えます。いつまでも加山雄三さんや黒柳徹子さんのような人は少ないのです。

そこで家族の協力が必要になります。おカネを払って全くの他人に介護を頼むよりも、身近な血のつながった家族に介護をしてもらう方が、何でも頼みやすいし遠慮がいりませんし、ストレスもたまりません。その結果が長寿につながるようです。

## 2 血液型はB型・O型の人が多い

七年前の生命保険会社の調査では、日本人の血液型頻度はA型四割、O型三割、B型二割、AB型一割であるのに対し、「一〇〇歳以上の血液型頻度はA型三四%、O型二九%、B型二九%、AB型八%という調査結果があり、(全人口において二割しかいないのに一〇〇歳以上では三割近くある) B型が長寿傾向の可能性が高いといわれている」と報告しています。

一方、同じ東洋の中国においてもB型長寿説が支持されており、「B型の人は温和で物静か。ゆったりと落ち着いていて、争うこともあまりしない。長寿の人のうち、B型は八三％を占める」とマスメディアが報道しています。

ただ、最近の某テレビ番組の調査では、長寿な人の血液型はＯ型が最も多いという報告もなされています。

### 3　射手座生まれの人

全国高齢者名簿からの調査では、長寿な人の星座は射手座が最も多く、続いてみずがめ座・うお座・牡羊座・てんびん座となるそうです。そして、一番寿命が短いのは、かに座というデータが出ています。

### 4　好き嫌いのない食事を摂る人

長寿になるには好き嫌いのないバランスの良い食事の摂りかたが大切だと言われていま

す。

特に現代は食物繊維が不足しており、長寿の人は海藻類や野菜や穀物を充分に摂取している方が多いと言われていますが、一方肉食を好みにしている人が多いのも現実です。また、前述しているように腹八分目から七分目のやや少なめの食事も大切なようです。

## 5 鈍感力の強い人

他人に何を言われても全く意に介さない、気にしない、自分に不利な事は考えない。直木賞作家の渡辺淳一さんは、それを鈍感力と呼んでいましたが、このようなタイプの人はストレスがたまりません。したがって、精神的に悩まず、長寿につながるといわれています。

## 6 生活習慣がマイペースの人

日々オーバーペースにならず、ゆったりとした日常生活が身体の生体リズムを整え、精神的な安定も得られます。眠くなったら早寝して、朝には爽快な目覚めがあれば健康に良いはずです。

さらに、朝のラジオ体操にでも参加していれば他人との交流もでき、さらに健康に近づきます。

## 7 酒・タバコはできるだけ避けている人

これは、もちろん言うまでもありません。よく、酒の効用を述べる医療関係者や文化人がいますが、依存症になる危険性もあり、飲まない・吸わないに越したことはありません。

長寿の方に酒飲みやヘビースモーカーは、ほとんどいません。

## 8　趣味を持っている人

自分が一番楽しいと感じる趣味を持っている人は、脳が活性化しボケないと言われています。

認知症予防にも効果が期待できます。また、軽いスポーツやダンスなど体力維持にも良いといわれています。

いくつの歳になっても楽しく生きている自分を確認する意味でも趣味は必要です。

## 9　歌の好きな人

口は、消化器でもあり、感覚器でもあり、表情をつくるうえでも重要な役割を担っていると考えられます。それを衰えさせないことが長寿につながります。

口の開き方は話し方や発声にもつながり、相手に自分の考えを伝える意味でも非常に重要です。

私も大学や専門学校の講義で、この頃学生から声が低音で聞き取りにくい時があるという指摘を受けることがあります。

自分では認めたくはないけれども、やはり口の開き方が以前よりもわるくなったせいかも知れません（これも老化でしょうか？）。

それを解決するのにいろいろと研究しましたが、よく笑い好きな歌を歌うことが簡単な対処法だと気づきました。

おかしいから笑うことは、ごく当たり前のことですが、たとえおかしくなくても無理にでも笑えば、表情筋が動き、心のあり方が変わり、幸せな気分になれるということが実証されています（以前にも私の別の本『こうすればガンは消える』『ガンはなぜ自然退縮するのか』どちらも花伝社出版で詳しく書いてありますので、気になる方はごらんください）。

動物のなかで人間だけが笑いをコントロールできます。無理矢理にでも笑っているうちにだんだん楽しくなり、本当にハッピーになっていきます。

「歌う」という行為もこれと全く同じ行為なのです。歌は一人になればどこでも歌えます。テレビの前でも、トイレの中でも、フトンの中でもどこでも歌えます。歌を歌うことは、メロディや節まわし、サビを覚えなくてはなりません。また、感情表現も必要です。これらには記憶や学習、認知などの高次学習機能が含まれます。

つまり、口輪筋を鍛えるだけでなく認知症を防ぐ意味でも、歌を歌うことは長寿につながると考えられます。

さらには、家族や友人とテレビの前やカラオケで歌うことは大変楽しい行為です。歌うことはストレスを減らし長寿ホルモンの分泌を活発にします。私の祖母も歌が好きで、いつも盆踊りの季節になると櫓の上にのって、恥ずかしげもなく音頭をとっていました。祖母は九八歳まで生きました。また、毎年テレビのＮＨＫで年末に行われる紅白歌合戦がこれほどの日本国民の支持を得ているのも、視聴者が知らず知らずの間にテレビの歌手を見ながら自分で歌を歌っているからです。そして、楽しい気分を味わっているからです。よく「Happy People Live Longer」と言われます。つまり、歌を歌って楽しい、自分を幸せだと感じる事が長生きにつながるのです。

## 10 人助けの好きな人

最近の研究では「人のために何かをする」という感情を有すると、リラックスの神経である副交感神経や、癌などを撃退するＮＫ細胞の働きがよくなり、免疫力が上がることがわかってきました。

アメリカの大衆医学誌で一〇〇歳以上の長寿者にアンケート調査をしたところ、「人助けが好き」と答えたグループが六〇％以上を占め、「人助けは老人のよいストレス解消法になる」と解説されています。

人助けをして他人を喜ばせようとする行動の結果、自分自身の心と体にも喜びが生じ免疲力がアップして、本人の心身の健康と長寿につながるのです。

これを発展的に考えると、個人の健康や長寿は、他人を助けた数や量が大きく影響してくるものと思われます。

人助けはいつでも、どこでもできます。たとえば、電車に乗って御老人に座席を譲ってあげる、あるいは重い荷物を持っている人がいたら（本人の了解のもとに）一緒に持ってあげる。

ボランティアも立派な人助けですが、そこまでいかなくとも、日常の生活の中で人を助けてあげる機会はどこにでもあります。

## 11　宗教家・実業家・政治家に長寿が多い

各界の著名人の死亡年齢を調べたデータによりますと、一位は「宗教家」で、平均寿命が八〇歳を超えているそうです。やはり自分の信じる宗教に従って生きる心の平穏さが大きいのでしょうか。彼らは常に次の三つのことを実践していると言われています。
(1)若い時から心身を鍛える修行をし、信仰心を高め、前向きに生きる姿勢を保っていること。
(2)規則正しい生活、必要最小限の食生活をし、コレステロールの少ない〝粗食〟を常にしていること。
(3)過剰な情報を避け、騒音の少ない環境で、ストレスをためない工夫を身に着けていることです。
続けて二位は「実業家」、三位が「政治家」、そして四位が「医師」、五位が「大学教授」と続きます。

いずれも自分の裁量権が多く自由気ままに判断でき、上からのストレスに苦しむ機会が少ないことが長寿の大きな秘訣と考えられます。

その代表が、元総理大臣で現在九六歳の中曽根康弘さんです。政治家として活躍されていた時から〈風見鶏〉とも言われ、その時々の状況によってうまく立ち回り総理大臣にまでなられました。一〇〇歳長寿（センテナリアン）になられるのももうすぐです。

逆に短命なのが不規則な生活になりやすい職業（消防士、警察官、ＩＴ企業家、芸能人、漫画家）や、対人ストレスが多い職業（小中学校教員、飲食店店員、広告代理店社員）に就いておられる方々です。

また、プロ野球選手を初めとするスポーツ選手は、医学的に活発な運動をするために大量のエネルギーが必要で、そのためには前述したような活性酸素が多量に発生するため、一般の方よりも平均五年短命というデータも出ています。

## 12 男性はオチャメで色気がある人、女性はいつまでもお洒落な人

男性の長寿の人に多いのはオチャメで少しＹ談を好む人が多いそうです。これは快楽ホルモン・元気ホルモンを高める上で重要かもしれません。

朝、早く起きてテレビに映っている若くてきれいな女子アナウンサーの顔をみて画面の上からキスをする（性犯罪にはなりません）だけでも、ドーパミンの分泌がドバドバと促進されます。

また、女性の長寿に最も大切な事は、お洒落や化粧をいつまでも続けることです。一〇〇歳近く（白寿・九九歳）まで生きられた作家の宇野千代さんはいつも外出される時はお洒落をして、化粧も濃いめにされていたようです。それが長寿につながったように思われます。

また、認知症の方でも化粧をすることによって、一時的に状態が回復するようです。自分自身が綺麗になることは女性の永遠のテーマかも知れません。

## 13　肉体的特徴

（A）身長が低めの人：長寿の人にあまり背の高い人はいないようです。男子は一六五〜

一七〇センチメートル、女子は一五八～一六二センチメートルぐらいの人がデータ的に長寿の人が多いようです。

(B) 小太りの人：アメリカ疾病対策センターによると、体重と寿命との関係を調べた二九〇万人の調査で、小太りの人は体力エネルギーや病気への抵抗力つまり免疫力が痩せている人に比べて強く、したがって寿命が長いことが解明されてきました。

しかし、一方スウェーデンの研究では、「体重の増加と死亡率とは、大いに相関性がある」という結果がでています。特に一〇〇歳長寿の方々は男女ともBMI（肥満体重指数）が標準よりかなり低いようです。この事に関しては、今後検討の余地がありそうですが、ただ、楽しく食べて楽しく生きている人に長寿の人が多いのは確かです。

(C) 頭がはげている人：これは男性の場合ですが、白髪の人よりもはげている人の方が男性ホルモンの分泌が旺盛で、活力があふれているために平均寿命が長いといわれています。

(D) 耳たぶが長く目の細い人：韓国で、人相学と長寿の関係を研究しているキム・クァンソン氏とキム・ウンソン氏によると八五歳以上の健康な老人を対象とした調査では次のような顔相をもっていると述べています。

（1）耳は大きく、耳たぶがぽちゃぽちゃとする。

（2）首はあごの下から首全体が厚い。年を取ってやせれば牛の首のように糸が下にたれたような形になる。

（3）口は、閉ざした時、器用に閉じられた姿を帯びる。

（4）目は細くて長くて瞳が輝いて、眉毛と目の間の距離が遠く、眉毛が額側に近づくよう向かっている。

（5）人中（鼻と上唇の間のくぼみ状の溝）が長くて厚い。

（6）あごは太るように丸く、四角形の形を帯びている。

以上の顔相が長寿の人に多いのです。

しかし、別の研究者は、「短命の相を持って生まれた人も、健康な生活習慣を実践して、特に心をゆっくり持って生きれば、長生きするようになり、人相もそのような姿に変わっていく」とも話しています。

（E）腰周りの細い人・筋肉の柔らかい人：七〇歳以上の人の中で、腰周りの細い人は全体の九五％を占め、かつ心臓血管関係の病気も非常に少ないようです。また、腰周りの筋肉の柔らかい人は腰痛になりにくいため、長寿になれるようです。

（F）夢をよく見る人：大阪大学の山中章弘准教授は、人の脳の中にはノンレム睡眠に影響する物質・睡眠誘発ペプチドが存在することを発見しました。夢を多く見る人はこのレム睡眠を妨害するノンレム睡眠誘発ペプチドの発生が少なくよく眠れ、長生きにつながるそうです。

（G）血圧がやや高めの人：慶應義塾大学の近藤誠先生によるとフィンランドの疫学研究で、八〇歳を超えると最高血圧が一八〇㎜Hg以上の群で長寿の人が多かったというデータがあり、逆に血圧が低いということは、死に先立つ「老人性の活力喪失」の一つの兆候であるという報告がされています。

すなわちやや血圧が高いのは元気の証拠、つまり長寿ということにつながるのです。

（H）歯の健康な人：歯ぐきがやせて歯を失うと、まず、食生活が変化します。たとえば、野菜や豆類などの食物繊維を知らず知らずのうちに摂らなくなります。

最近、日本人で大腸癌の人が急激に増えたのは、欧米風の食事が広まってあまり食物繊維を摂らなくなったことが原因といわれています。歯が少ない人は特にこの傾向が強いようです。

また、歯周病に関係しているといわれる糖尿病なども、歯周病菌だけではなく、噛めなくなることで食物繊維を取らなくなって、食物から得る糖分が一度に胃に吸収されてしまい、血糖値が急激に上昇して糖尿病を発症することにつながります。

丈夫な歯がそろっているということ、つまり、きちんと噛めるということは、ただ「食べる」という役割にとどまらず、生命の維持や、生活習慣病防止にも大いに関係しています。

食べ物をよく噛むと、唾液の分泌を活発にして食べ物の消化を助けるだけでなく、唾液腺から分泌されるホルモンが細胞の劣化を防ぎます。噛むことで、脳や自律神経も適度に活性して、認知症などの防止にもなります。

ある歯科医の調査によれば、入れ歯を入れた人が認知症を発症することが多いという統計が出ています。それは、齢をとっても自分の歯がちゃんとそろっている人は、そうでない人よりもかかる医療費が少ないという結果にもつながります。

つまり、食べるだけでなく、歯で「よく噛む」という行為自体が、老化や老人病を防ぐ最善の手段なのです。

歯が悪くなれば固い物を食べなくなったり、噛む回数が少なくなるので、咀嚼（そしゃく）運動も低下してしまいますが、それはただ単に食べ物が食べにくくなるだけの問題ではないのです。健康や長寿に関わる非常に大事なことなのです。

（I）便通の良い人：最近、夕方ごはんを食べながらテレビをみていると、あるサプリメントの宣伝で「ドッサリ、スッキリ」という言葉がでてきました。食事時にこの宣伝はやめて欲しいと思うのですが、やはり便秘で悩んでいる人は多いのでしょうか。国立長寿医療研究センターの報告によると、六五歳以上の高齢者の約半数は便秘と言われているぐらいです。

便秘は単に便通が悪くなるばかりでなく、腸内容物の腐敗・発酵が進み、有毒物質が生成され、障害を起こす可能性が高くなります。

自覚症状としては下腹部の不快感、膨満感、腹痛、吐き気、嘔吐《おうと》などを訴えることが多くなります。

さらに慢性便秘は糞塊による腸閉塞や直腸潰瘍などの合併症やＡＤＬ（日常生活動作）・自立性の低下につながります。逆に、便秘を解消することは楽しい老後生活を過ごすことになり、長寿にもつながるのです。

便秘解消法として、私が実践しお薦めするのは次の事です。実に簡単です。
（1）毎朝、便意がなくても一定の時間にトイレにいく（トイレで時間をかけて新聞や小説を読むのも結構楽しいものです）。
（2）食事は一日三回規則正しく食べる。特に朝食を抜くような不規則な食習慣はしない（朝食を摂ることは腸を刺激し、排便を促します）。最近、「朝食を抜くのが体に良い」という内科医の書かれた本が出ていますが、便秘を治すという点からみれば、書かれている事は全くの誤りだといえます。

（3）水分を十分に摂る（食事、食間の水分摂取のほか、起床時に冷水をコップ一杯程度飲むのも水分補給と腸の刺激に有効です）。

便秘を解消して、毎朝「ドッサリ、スッキリ」を実践して楽しい生活を過ごしましょう。

## 14 居住環境に植物が多い人

常に緑や花に囲まれて生活をする人、たとえば植木職人の方々などは、花や木が少なく空気が汚れてにぎやかな場所に住む人と比べて、平均して七年も長生きするといわれています。

実際、花や木などの植物は二酸化炭素と光エネルギーから炭水化物と酸素をつくります。だから、植物が近くにあるだけで、人の吐く二酸化炭素は吸ってくれるし、また、人に必要な酸素をつくってくれるのです。当然、これは老化を防ぎ長寿につながります。

## 15　欲深い人

欲をもつことは、ほとんどの宗教において、また、道徳上も悪いことの様に思われています。しかし、欲をもつことは次の目標をもつことにもつながり、決して悪いことではありません。

たとえば、日本人の平均寿命は女性で八六歳、男性で八〇歳です。約六歳の差がありま す。この差は何でしょう。それは女性の方が男性よりも欲深いからという一面があるからかもしれません。

実際、還暦を超えても女性はいつまでも美しくありたい、きれいでいたい、おいしいものを食べたいと願い、あるいは特定の芸能人のファンになり追っかけたりする人もいます。これはすべて女性の大欲です。

一方の男性は、還暦を超えて仕事を退職し、出世欲もなくなり、家に引きこもりがちになります。そうすると、お洒落もしなくなり、また、職場での若い女性との出会いもなくなり、どんどんといろんな欲が少なくなっていきます。

この差が六歳につながります。だから、男性も歳がいってもどんどんと女性のように欲をもちましょう。お洒落もしましょう。お酒は控えめにしてどんどんとおいしいものを食べましょう。テレビの画面上でも結構です、きれいな女優さんにも恋をしましょう。それが長寿につながるのです。

# 七章　長寿と認知症対策

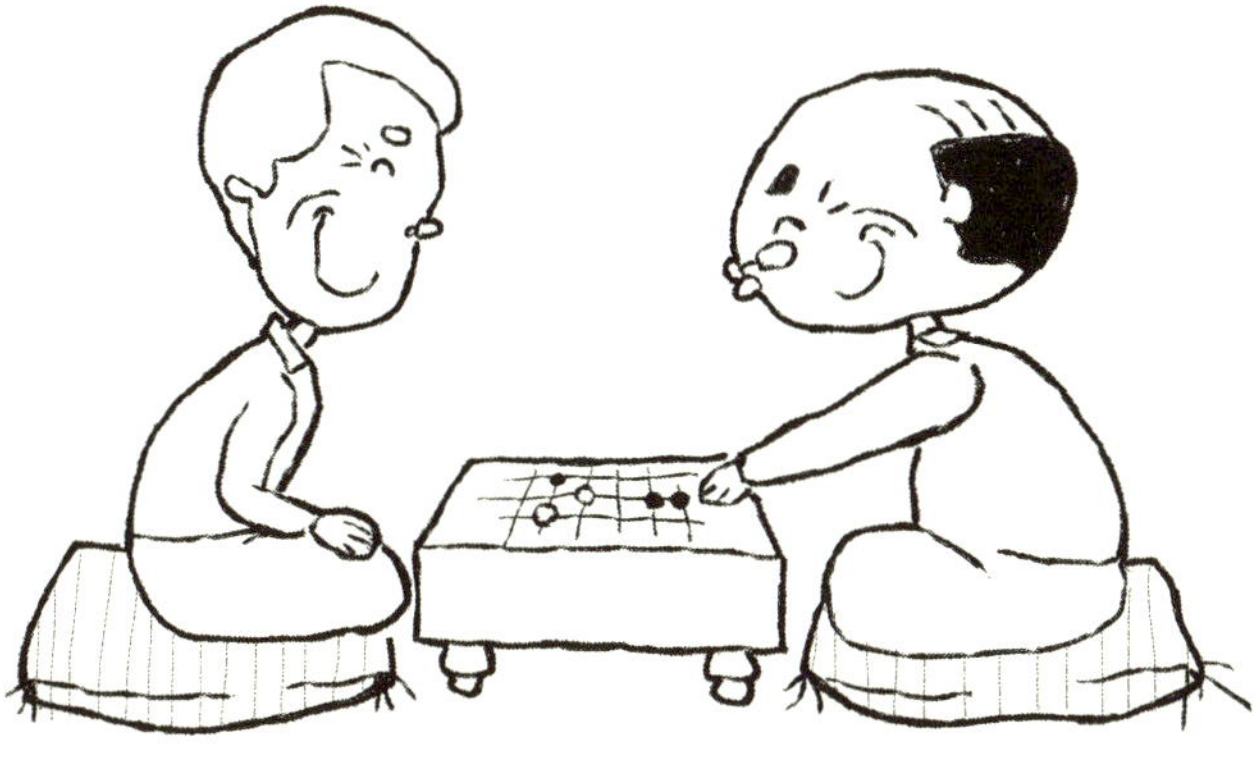

認知症とは、いろいろな原因で脳の細胞が死んでしまったり、働きが悪くなったために
さまざまな障害が起こり、生活するうえで支障が出てくる状態（約六ヵ月以上継続）を指
します。
日本では六五歳以上の高齢者約二九〇〇万人のうち、認知症を発症されているのは約四
四〇万人（全体の一五％）、つまり高齢者では七人に一人の割合で認知症になっていると
厚生労働省が発表しています（実際にはもっと多いかも知れません）。
認知症は他の老化による病気、つまり癌や肺炎とは違って直接すぐには本人の寿命に影
響を及ぼしません。
しかしながら、自動車の運転ミス（アクセルとブレーキの踏み違い）や高速道路での逆
走で死に至る事故を起こしたり、物盗られ妄想で他人に攻撃をしかけたり、あるいはガス
コンロのスイッチを消し忘れて火事を起こしたりと、ご家族や周りの人には多大の迷惑を
かけてしまうのも事実です。
このように認知症は、社会的に大きな事件などを招き、結果的には、ご本人の寿命をも

大きく縮める疾患とも言えます。長寿になるにはこの認知症予防も非常に大事かと考えられます。

## 1　認知症と物忘れ

まず、認知症と一般的なもの忘れとはどう違うのでしょう？　そこから述べます。

誰でも物事を忘れてしまう事があります。ただ一般的なもの忘れは、忘れたという自覚があります。認知症の方にはその自覚がないのです。

たとえば、朝起きて昨日の夜何を食べたか思い出せない人がいるとします。食事をしたのは確かだが、何を食べたかは忘れてしまった。この人は認知症ではありません。単なるもの忘れです。忘れたという自覚があります。

しかし、認知症の人にはこの自覚がありません。つまり夜に何を食べたかよりも食べた事自体を忘れているのです。食べたという事を忘れているという自覚がないのです。

だから何回も食事をするという事態に発展してしまいます。言い方を変えると、忘れた事が自覚できるのが一般的なもの忘れで、忘れた事が自覚できないあるいは理解できないのが認知症の方です。

## 2 認知症の兆候

それでは、認知症の兆候にはどうやって気づけるのでしょうか？

まず、女性の場合の兆候は料理です。「料理がうまく作れなくなった」「味が変わった」「レパートリーが減った」という場合、認知症を疑うべきです。

これは、女性の料理を普段食べている家族の方が一番気づきやすい兆候です。

次に、男性であれば、「今までやっていたお金の管理ができなくなった」という判断基準があります。

退職後は年金生活者になり、年が行けば行くほどお金の管理が重要になります。このお金の管理が全くできなくなった場合、やはり認知症を疑うべきです。

さらに大事な判断基準が「他人の目」です。近所の人が「お宅のおじいちゃんやおばあちゃん、この頃少しおかしいんじゃない？」と言ってきたら、まず疑いなく認知症です。

今の時代に、たとえ隣に住んでいても家族でない他人のおじいちゃんやおばあちゃんが「おかしい」と指摘するのは、よっぽど勇気がいることです。

そのため、認知症もよっぽど進行しているということになります。実の息子さんや実の娘さんの目はあまり当てにはなりません。「認知症でなかったらいいな」という希望的観測が心の何処かにあるからです。人間というのは、立場が変わると、目が曇ってしまうものなのです。

## 3　認知症と人格の変化

認知症で注意を要するのは、このような物を覚えて、維持して再生するということが困難になる（中核症状）とともに、人格の変化（周辺症状）です。これは、後に述べる前頭・側頭型認知症（ピック病）で顕著に出現してきます。

元々穏やかだった人がかなり（俗に言う）キツイ性格になりますが、逆に認知症になって、元々キツかった人が穏やかになるということは、まずないようです。

そして、自分がいる場所・時間の見当がつかなくなり（見当識障害）、さらには長年の生活習慣や職業習慣と結びついて、いろいろなパターンの「徘徊」を引き起こします。ストレスや不安・緊張などが加わると、その傾向は一層強くなります。特に夜中に徘徊が多い認知症は、後に述べるアルツハイマー病とともにレビー小体型の認知症の人に多く、自分が見ている幻覚に対処しようとして行動している場合が多いようです。

また、妄想が生じてきます。一番多いのが、女性では「物盗られ妄想」です。興味深いのは男性はそれと違って、「妻盗られ妄想」で、「奥さんが浮気しているのではないか」という妄想です。

これは、元々、奥さんは、物欲には関心があるけれども旦那さんには全く関心がない事から生じます。

「妻は旦那をすぐ忘れ、旦那は妻を忘れられない」ということです。この夫婦真逆の症状はどこから生じるのでしょうか?

昔から、ほとんどの夫婦は奥さんが旦那さんに尽くしてきました。だから、旦那さんはそのことを忘れられない。ところが、奥さんは、本当はそんなことをやりたくなかった。旦那さんに何から何まで言うとおりに従いたくはなかった。だから、すぐに忘れてしまいたい、ということです。若い頃からの夫婦それぞれの心情が、年老いて認知症になってから現れてくるのです。

また、男性の場合「色ボケ」現象が生じることがあります。よく相談されるのは「お爺ちゃんが、娘や孫娘の入浴を覗きに来る」という訴えです。しかし、これは認知症を完全に誤解しています。

お爺ちゃんは何も娘や孫娘の裸に性的興味があって風呂を覗きにきているわけではありません。

普段、人がいない風呂場で何かゴソゴソ音がする、電気もついている、誰か外から家に侵入して隠れているのではないか、こういう考えで風呂場を覗くのです。

もし、このようなお爺ちゃんが居たら、これは、かなり認知症の進んだ状態です。すぐに病院なり施設に連れていく必要があります。

さらに、自分は結婚しているのに、世話してくれている家族や施設の方に真剣に交際を迫る（プロポーズをする）認知症（特に男性）の方もおられます。このプロポーズする対象が長年連れ添ってきた奥様（認知症の男性の妻）だったら「二度目のプロポーズ」ということで微笑ましいのですが、対象が実の娘とか息子の嫁や介護士・ヘルパーになると話がややこしくなり、深刻な事態になります。

その他、ペットブームで犬を飼っているお年寄りも増えてきました。認知症の方に飼われている犬は朝から晩まで一日に何回も散歩に連れてゆかれ、結構ヘトヘトになって疲れが溜まっている犬も多いと聞きます。犬にとっては全く有難迷惑なことです。

## 4 一番多い変性疾患

一言に認知症といっても、医学的にはくわしく分類すると実に七〇種類以上もの疾患がありますが、最も多いのは、脳の神経細胞がゆっくりと死んでいく「変性疾患」と呼ばれる認知症と、脳の血管が障害をうけて生じる認知症です。

具体的な変性疾患として生じる認知症を挙げてみましょう。

### ●アルツハイマー病

アルツハイマー病は、記憶障害が顕著な認知症です。アミノ酸β《ベータ》という物質が脳の神経細胞に蓄積することによって生じ、男性よりも女性に多い病気です。画像検査では、大脳の全頭萎縮が特徴です。日本人の認知症の五〇％以上をこの疾患が占めています。

俳優の津川雅彦さんの義姉で大女優の南田洋子さん、アメリカの第四〇代大統領であったロナルド・レーガン氏、ドラマ刑事コロンボでお馴染のピーター・フォークさん、ハリウッド映画俳優のチャールトン・ヘストンさんなどが晩年この疾患で闘病されています。

## ●前頭・側頭型認知症

前頭・側頭型認知症は、ピック病とも呼ばれ、人格変化（無欲無関心）と自制力低下（粗暴短絡、相手の話は聞かずに一方的にしゃべる）が激しいのが特徴です。

若年性認知症の一つで四〇歳代から発症するといわれています。画像検査では、大脳萎縮は認められますが、後頭葉の萎縮だけは認められないのが特徴です。大脳萎縮という点では、以前、アルツハイマー病と混同されていましたが、現在では明確に区別されています。よくテレビの討論会で一方的に喋る方がおられますが、ピック病の前兆かも知れません。

## ●レビー小体型認知症

レビー小体型認知症は、実際にはいない人が見える（幻視）、眠っている間に怒鳴ったり、奇声をあげたりする異常言動などの症状が特徴です。

また、手足が震える、小刻みに歩くなどパーキンソン様症状がみられることもあります。脳の神経細胞の中にレビー小体と呼ばれる異常なたんぱく質の塊が出現し、このレビー小体が大脳に広がると、その結果として認知症になります。お笑いタレントの加藤茶さんが現在この疾患で闘病中であることをテレビで告白されています。

## ●パーキンソン病

パーキンソン病は、中脳黒質に存在してドーパミンを産するメラニン色素分泌顆粒の消失で発病します。振戦や寡動などの症状が生じ、総てではありませんが約八〇％の患者に認知症状がみられます。芸術家の岡本太郎氏、小説家の江戸川乱歩氏、三浦綾子氏、作詞家の永六輔氏、海外では、ボクサーのモハメッド・アリ氏、俳優のマイケル・J・フォックスさん、キャサリン・ヘップバーンさんなど、多くの有名人がこの疾患で闘病されています。

次に、脳血管障害で生じる認知症を挙げます。

**●脳血管性認知症**

脳血管性認知症は、脳梗塞、脳出血、脳動脈硬化などのために、神経の細胞に栄養や酸素が行き渡らなくなり、その結果その部分の神経細胞が死んだり（壊死）、神経のネットワークが壊れてしまうことによって生じる認知症です。

脳疾患の二次疾患として生じる認知症です。まだら認知症とも言われ、症状は階段状に悪化します。元々日本人に多い疾患ですが、脳疾患を防ぐと予防可能なことがわかってきて、最近は減少傾向にあると言われています。

このうち大部分を占めるのがアルツハイマー病と脳血管性認知症でこの二つで認知症の七〇％以上を占めていると考えられます。

これらは最近の研究で生活習慣病（高血圧、糖尿病、高脂血症など）との関連があることがわかってきました。

高血圧や糖尿病の方はこの二つの認知症になるリスクが高いといえます。そのため、野菜や果物（ビタミンC、E、β−カロチン）・魚介類（DHA、EPA）の豊富な食事を心掛けたり、定期的な軽い運動（ウォーキングやジョギング）の習慣を身に付けたりすることが肝心です。

また、本をよく読んだり、文章を書いたり、家族や友人とよくお喋りをしたり、ゲームをしたりなど、若い頃からの頭の体操もこれらの認知症の予防につながります。

さらには、最近の研究で、三〇分程度の昼寝の習慣をつけるのも特にアルツハイマー病には有効と言われています。

このように考えると、大部分の認知症は、生活習慣の改善である程度予防できる疾患と言えます。また、認知症と診断されてもすぐに心配する必要はありません。治る認知症もあるからです。

## 5 治る認知症

それは、正常圧水頭症・慢性硬膜下血腫・甲状腺機能低下症による認知症状です。なお正常圧水頭症は、画像検査をしても脳脊髄液によって大脳が圧迫されて萎縮しているように見え、アルツハイマー病など他の認知症と誤診されやすく、経験の豊富な専門の診断が必要です。そのため、一度認知症と診断されても再度別の病院で診断されるのも良いかと思います。

これら三つの疾患は、原因が解れば脳外科手術やホルモン療法などで予防や治療が可能です。

長寿になればなる程、認知症の発症リスクは増えると考えられますが、前述しましたように生活習慣さえ正しく守っていれば発症率は低く、また、治る認知症もあり、あまり過剰に認知症を心配する必要もないと考えられます。

それよりも大事なのは、長寿になっても元気でいきいきと生きられる事の周りへの感謝です。感謝をすると脳が若々しくなり、また、周りとの一体感も生じてきます。感謝に勝る認知症予防はありません。

## 6 認知症の診断テスト

さて、この章の終りに認知症の診断方法について述べてみましょう。

一般的にどこの認知症関連の病院でも広く行われている診断方法はチェックシートを利用した方法で、自宅でも簡単にでき、長谷川式認知症簡易診断プログラムといわれています。

これは、聖マリアンナ医科大学名誉教授の長谷川和夫先生が開発された認知症判定方法です。家族や友人に協力（質問）してもらい、自分の認知度を確かめてください。制限時間は特に気にする必要はありません。

ただ、この検査は、質問者と被験者の協力のもとに行う必要があります。片方が検査することを拒んでいるのに無理をして検査しても意味がありません。

また、認知症だということを認めたくない被験者の中には、うまく取り繕って、病気でないことを装う人もいるので、テストをする際には、質問者が被験者を観察する技術や洞察力などが少なからず必要かとも思われます。

この検査は三〇点満点で、二〇点以下だった場合、認知症の可能性が高いと言われますが、この診断結果はあくまでも参考です。このテストの点数が悪かったからといって、即「認知症」と診断されるものではありませんが、念のために、病院に行かれて医師に直接に検査・診断される事をおすすめします。

質問の内容は次の9項目です。

①歳はいくつですか？
二年までの誤差は正解
不正解　〇点　正解　一点
②今日は何年の何月何日ですか？　何曜日ですか？
年・月・日・曜日、それぞれ正解で各一点ずつ　不正解〇点
③私たちが今いるところはどこですか？（正答がないときは五秒後にヒントを与える）
自発的に答えられた　二点
五秒後「家ですか？　病院ですか？　施設ですか？」から正しく選択できた　一点
不正解　〇点
④これから言う三つの言葉を言ってみてください。あとの設問でまた聞きますのでよく覚えておいてください。
以下の系列のいずれか一つで行う
系列一　a 桜　b 猫　c 電車

系列二　a梅　b犬　c自動車

言葉ごとに各一点ずつ

三つ正解　三点、二つ正解　二点、一つ正解　一点、不正解　〇点

⑤一〇〇から七を順番に引いてください。（aに正解のときのみbも行う）

a）一〇〇引く七は？　（答えは九三）

b）それから七を引くと？　（答えは八六）

a、b正解で各一点ずつ

⑥これから言う数字を逆から言ってください。（aに正解のときのみbも行う）

a）六―八―二

b）三―五―二―九

a、b各一点ずつ

正解（二―八―六）一点　不正解　〇点

正解（九―二―五―三）一点　不正解　〇点

⑦先ほど覚えてもらった言葉（問④の三つの言葉）をもう一度言ってみてください。
正答がでなかった言葉にはヒントを与える。
自発的に答えられた場合、一つの言葉につき各二点
ヒント「a植物b動物c乗物」を与えて正解できた場合、一つの言葉につき各一点
不正解　〇点
⑧これから五つの品物を見せます。それを隠しますので何があったか言って下さい。
一つずつ名前を言いながら並べ覚えさせる。次に隠す。
時計、くし、はさみ、タバコ、ペンなど必ず相互に無関係なものを使う。
一つ正答するごとに一点
五つ正解　五点、四つ正解　四点、三つ正解　三点、二つ正解　二点、一つ正解　一点、不正解　〇点
⑨知っている野菜の名前をできるだけ多く言ってください。
答えた野菜の名前を記入する。

途中で詰まり、約一〇秒待ってもでない場合にはそこで打ち切る。
正答数一〇個以上　五点、正答数九個　四点、正答数八個　三点、正答数七個　二点、
正答数六個　一点、正答数〇～五個　〇点

## 7　質問内容の解説

これらの各設問は、次の様な対応で、能力を確認するものです。
①：年齢見当識　②：日時の見当識　③：場所の見当識　④：言葉の即時記銘
⑤：計算　⑥：数字の逆唱　⑦：言葉の遅延再生　⑧：物品記銘　⑨：言語の流暢性
全部で三〇点満点になりますが、二〇点以下の時に、認知症の可能性が高いと判断されます。また、その度合いを示す平均点は次の様になります。

非認知症　　　　二四・三点
軽度認知症　　　一九・一点

中等度認知症　一五・四点
やや高度認知症　一〇・七点
高度認知症　四・〇点

# 八章　一〇〇歳長寿に学ぶ長寿になる方法

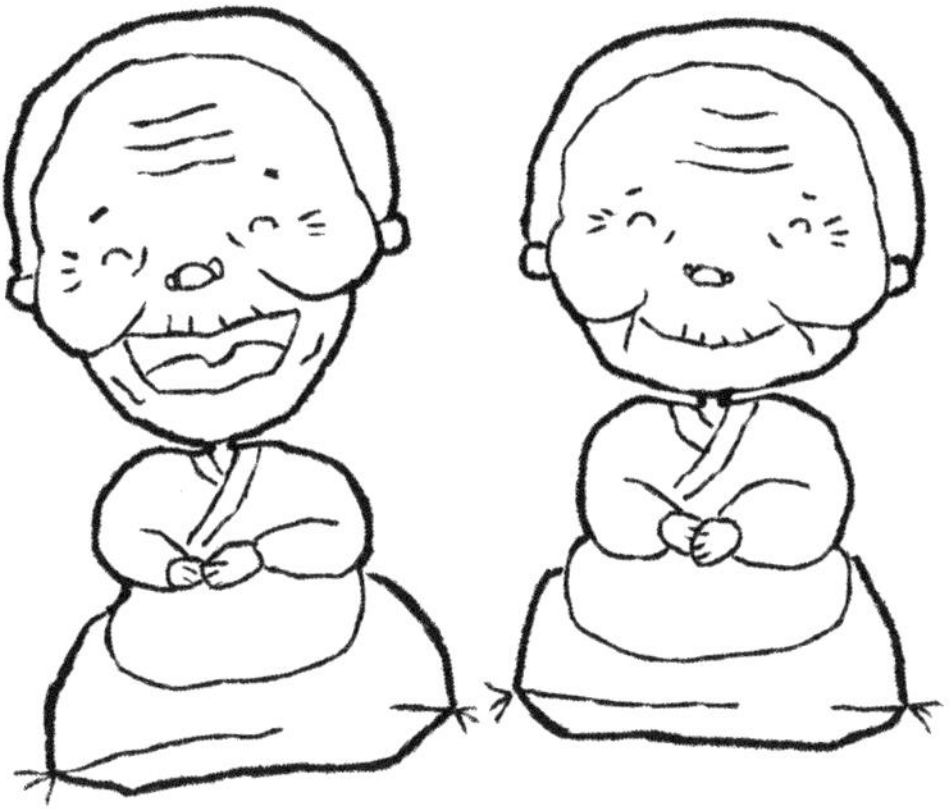

それでは、最後に今まで一〇〇歳以上生きられた方（一〇〇歳長寿、センテナリアン）がどのような方法で長寿になられたのか、どのような方法で老化を防ぎ健康を維持されていたのか、そのコツをご本人へのインタビューや手記で探っていきます。これからの人生に、また、老化防止に、大いに役立てて下さい。

## 1 ジャンヌ・カルマンさん

現在、記録上「歴代最高齢人物」として世界的に公認されているのが、フランス女性のジャンヌ・カルマンさんです。一八七五年生まれの一九九七年没ですので、実に一二二年の人生を生き抜いた方です。一二〇歳を「大還暦」といいますが、確実な資料のある人物としては史上唯一、それを迎えられた女性でもあります。

ジャンヌさんは一八七五年、フランスのアルルという町に生まれました。

父親が九二歳、母親が八六歳、兄が九七歳まで生きたという「ご長寿一家」ですので、もともと長寿になる遺伝子を有していたのかも知れません。

### ●スポーツを楽しみ、ゴッホに会う

驚くべき事は高齢になってからスポーツに夢中になられたことです。八五歳でフェンシングを始め、自転車は一〇〇歳になるまで乗りつづけていたようです。一一四歳の時には、映画に本人役で出演を果たし、史上最年長の女優としてもデビューされています。

ジャンヌ・カルマンさんといえば、まず有名なのはあの天才画家、ゴッホとのエピソードです。

一九八八年にゴッホ生誕一〇〇周年を迎えた時の事ですが、その際「彼に実際に会ったことのある人物」としてインタビューを受け、ゴッホの事を「汚くて性格も悪い人だった」と正直にコメントし、マスコミの注目を一気に集めました。

さらに、大好きなチョコレートと赤ワインを楽しみ続けたことが大きな話題となりました。

ちなみにチョコレートと赤ワインには、どちらにも抗酸化作用のある「ポリフェノール」が含まれているため、この本の中でも述べたようにポリフェノールは老化防止のみならず、長寿遺伝子のスイッチを入れるはたらきもあり、彼女が一二二歳まで生きられた事と関係していたのかも知れません。

カルマンさんは、お亡くなりになる二年前のインタビューで、長生きの秘訣は「病気をしないこと」と、「よく歩くこと」、更には、「どうにもならないことで、くよくよ悩まないこと」と言っておられます。

どれも当たり前のことのようですが、この三つが一二二歳まで生きられた長寿の大きな鍵を握っていたものと思われます。

## 2 泉重千代さん

泉さんは、当初、ジャンヌ・カルマンさんにつぐ長寿一二〇歳と記録されていた日本人男性です。

しかし、その後戸籍簿に不備がみつかり、ギネス記録からも削除されています。

それでも一〇五歳と明記されていますので一〇〇歳長寿（センテナリアン）には間違いありません。

生まれは鹿児島県の徳之島で、正式には一八八〇年生まれとされています。一時、男性長寿世界一としてマスコミに取り上げられてから、多くの訪問客が事前の連絡もせず勝手に泉さんの自宅を訪れましたが、嫌な顔ひとつせず、逆に歓迎して酒でもてなし、その後は軽い会話と記念写真の撮影で終えるという日課を楽しみにされていました。

## ●長寿の秘訣

一〇〇歳ごろまで毎日の散歩も続けていたほか、その後も自分の着替えや布団の上げ下ろし、入浴などもすべて自分一人でおこなうなど、足腰が非常に丈夫だったことがうかがえます。

また、黒砂糖から作った「黒糖焼酎」がお気に入りで、晩年までずっと欠かさずに晩酌し、その焼酎を毎日のように訪れてくる観光客にも気前よく振る舞っておられたようです。

黒糖は糖分の腸管吸収を緩和する、カルシウムやカリウムなどが多く、白糖よりも虫歯になりにくい、さらにはストレス抵抗性を高めるなどの効果がある、といわれています。泉さんが長寿になられたのにも多少の影響があったかも知れません。

また、泉さんはスポーツ好きで、特に大のプロレスファン。プロレスラーのアントニオ猪木と藤波辰巳が泉さんを訪問したときには大感激していたという逸話もあります。

その他、相撲は朝潮（初代）、歌手は都はるみが好きだったようです。

そんな泉さんの口癖は「万事、くよくよしないほうがいい」。そして好みの女性のタイプを聞かれ、はにかみながら「年上の女性かのう……」と答えたという、とてもオチャメな男性でした。

泉さんの長寿の秘訣は、「人との出会いを楽しんで生きられた」。この一言につきると思われます。

## 3　成田きんさんと蟹江ぎんさん

二人とも私たちの記憶にも新しい一八九二年八月一日生まれの双子の「ご長寿アイドル」です。特にテレビで、「きんは一〇〇歳・ぎんも一〇〇歳」というコマーシャルが流れた時は日本中が笑いで湧きたちました。その後、きんさんは一〇七歳、ぎんさんは一〇八歳で他界されています。世界でも類をみない双子のセンテナリアンです。

きんさんの好物は赤身魚、ぎんさんの好物は白身魚。どちらも魚が好物で一致しています。若いころから家の近くに川があったため、川魚を多く食べていたから自然と好物となっていったのかも知れません。

さらに、ぎんさんは大のお茶好きで、一日に何杯も日本茶を飲んでいたようです。

日本茶には「カテキン」という抗酸化作用のある成分が含まれていますので、動脈硬化などに効果的だったと考えられています。

事実、ぎんさんの死後におこなわれた病理解剖では、動脈硬化がほとんど見られなかったことが解剖医によって明らかにされています。

また、きんさんは、「ハムストリングス強化運動」という下半身をきたえるトレーニングを行い、ぎんさんも「人間は足から死ぬ」と考え、毎日三〇分の散歩を欠かさなかったようです。運動は何も厳しいのをする必要はないのです。それよりも毎日続けることが大事なのです。

## ●会話が若返りの秘訣

両家とも夕食はかならず家族みんなで囲み、わいわいとその日あったことを話しながら食事を楽しむ、そんなところにも大きな長生きの秘訣があるのかもしれません。

二人とも、マスコミに注目されたころはきれいな白髪だったのが、しだいに染めてもいないのに黒髪になったことでも有名です。

さらに驚くべき事は、二人とも認知症だったのに（特にきんさんにその傾向が強かった）、しだいにその症状がマスコミに登場した頃から改善していったことです。やはり人との会話が増え、さまざまな場所に引っ張り出されて活躍しているうちに、脳や体が若返ったのだと推測されます。

人とよくお喋りをしてよく口や体を動かす、それが脳や体の活性化につながる、二人はそのことを証明されたのだと思います。

二人とも、「双子だったから長生きできた」と存命中はお互いに何回も言っておられたようです。時に励まし合い、時に張り合える相手がいたことで、自然と生活にも活力が湧いたのではないでしょうか。実際、きんさんが亡くなってからぎんさんは元気をなくし、約一年後にお亡くなりになっています。

この事は、一般の老夫婦にも言える事で、お互いによく会話をかわし時に口喧嘩をしていた夫婦ほど一方が亡くなると寂しくなり、その数年後にもう一方も後を追うように亡くなる傾向が強いようです。

長寿になるにはお互い夫婦で長生きするのが一番です。

また、二人とも他の一〇〇歳長寿（センテナリアン）の方と同様に「くよくよしない」「悲しいことは考えない」「いいことも悪いことも忘れるのが長寿の秘訣」という言葉を残しています。総じて、長寿になるコツは、生きるための良きライバルをもつ、嫌なことはすぐに忘れる、こういう事も必要かも知れません。

## 4　矢野年子さん

矢野年子と言ってもその名を知っている人はほとんどいないかも知れませんが、ぎんさん四姉妹の長女と言えば判ってもらえると思います。二〇一四年四月一四日で一〇〇歳になられ、一〇〇歳長寿の仲間になられました。おめでたいことです。

ぎんさん四姉妹は、御存じの通り蟹江ぎんさんの娘さん達で、よくマスコミ、特にテレビに登場されいつもワイワイと世間話をして食事やお茶を飲みながら楽しくすごされ、お茶の間に明るい話題を提供されています。

長女の年子さんに続いて、三女・津田千多代さん九六歳、四女・佐野百合子さん九三歳、五女・蟹江美根代さん九一歳と、四人全員九〇歳を超えています。あと九年もすれば四人全員一〇〇歳長寿（センテナリアン）となられ、世界でも類をみない長寿姉妹です。ただ、最近は一〇〇歳長寿となられた年子さんがあまりテレビに出なくなり三姉妹で活動されているのが気がかりです。

## ●楽しいおしゃべり

彼女たちが長寿なのは、何と言っても姉妹同士のおしゃべりです。医学的に見ても、人と会話をすることで脳の神経細胞は活発になり、血流量も増えると思われます。「新聞を毎朝、声に出して読む」ことも習慣にしているようですが、声を出すことによって、大脳の言語聴覚野や記憶野が作動して認知症の予防にも良いと考えられます。

また、料理や掃除はもちろん、布団の上げ下ろしや庭の手入れなど、家事のすべてを自分たちでやっているのも長寿の重要な要素です。高齢だから、年がいっているからと人に甘えていては駄目なのです。若い時から自分のことは自分でする、こういう習慣をつけておくのも大事かも知れません。

食事については、四人とも口をそろえて「カロリー計算なんて面倒なことはしない」「好きなものを食べて死にたい」と言っておられます。

そして「ストレスをためない」「感謝を忘れない」ことが大切だと主張しています。

こう考えると、ストレスをためないためには、人への感謝をすることが大事だと気づかされます。

楽しいおしゃべり、自分のことは自分でする、そして生かされていることへの感謝……こういうことが何にも増して、実は長生きの秘訣なのだとこの四姉妹たちが教えてくれているようです。

## 5 大川ミサヲさん

現在、日本国内ではもちろん、世界でも最高年齢の人物としてギネス世界記録に認定されているのが、大阪市に住む大川ミサヲさんです。一八九八年三月生まれの一一七歳。一時期、東京よりも活気のあった「大大阪時代」を経験し、道頓堀などでショッピングを楽しむのが好きだったという大阪の大おばあちゃんです。現在は大阪市内の特別養護老人ホームに入所されています。

### ●ストレスをもたない、関心を失わない

長寿の秘訣として、「美味しい物を食べること」と「ゆっくりと暮らすこと」と言っておられます。

またのんびりした性格で、子どもの成績を怒ったり、人の悪口を言ったりしたのを聞い

たことがないと、息子さんは語っておられます。

テレビではニュースや国会中継をご覧になるほか、新聞を毎日欠かさずに読まれるそうです。このあたりは、先程述べた、ぎんさん四姉妹などの多くのご長寿にも共通しています。「世間への関心を失わない」ということが、大事なのです。

肌もきれいで、マスコミに注目されるたびにどんどん外見も若返られ、ホームの職員から褒められるとはにかんだように笑う、かわいいおばあちゃんです。

彼女が長寿なのは、ストレスを自らつくらない、そして、いつまでも世間への興味を失わない、この二点がおおきな要素と考えられます。

## 6 百井盛さん

百井盛さんは、一九〇三年生まれの一一二歳。現在存命中の日本及び世界最高齢の男性として、先程述べた女性の大川ミサヲさんとともにギネス世界記録に認定されている、福島県相馬市出身で、現在はさいたま市に在住されている男性です。

## ●知的好奇心が秘訣

もともと、学校の教師（農芸化学）をされ、福島と埼玉の公立高校では校長も勤めておられます。

趣味は読書で、好きな食べ物は魚。若い頃には奥様とよく旅行にも行かれていたようです。百井さんが長寿でおられるのは、若い頃に培われた教師という使命感と読書にあると思われます。

最近の若い人はあまり新聞や本を読まなくなったと言われておりますが、認知症予防に読書はかかせないものなのです。

## 7　木村次郎右衛門さん

木村次郎右衛門さんは、二〇一三年まで世界最高齢（一一六歳）としてギネス世界記録に認定されていた、京都府京丹後市に住んでおられた男性です。子供七人、孫一四人、ひ孫二五人、玄孫（やしゃご）一五人に恵まれ、年老いてなお英語を流暢に話されていたというインテリな御老人だったようです。

### ●心配なく過ごすこと

一緒に暮されていた孫の妻の木村栄子さんによると、次郎右衛門さんは毎朝七時半に起床し、朝食はほとんど毎日おかゆにジャガ芋と野菜のおみそ汁。

一日の大半をベッドで過ごし、これまで大病を患ったことはなく、会話もしっかりしていたそうです。

「おじいちゃんは何に対しても前向き。後ろを振り返らないし楽天的。元気だし、ちょっと調子が悪くなってもまたよみがえるような感じ。人が来はると元気になるし」と栄子さんは次右衛門さんの達者ぶりをこう表現されておられます。

自分を支えてくれる（介護してくれる）家族がおり、さらにはそのおかげで何の心配もなく規則正しい生活を過ごす、この事が、木村さんを一時世界最長寿までひきあげた大きな秘訣と考えられます。

## 8 柴田トヨさん

柴田トヨさんは、一九一一年に生まれ、二〇一三年に亡くなられた栃木県出身の一〇〇歳長寿であり、また、詩人でもあった人です。

驚くべきことは、一人息子のすすめで詩を書きためたのが九二歳の高齢になられてからだという事です。

『くじけないで』の詩集が一六〇万部の大ヒットになり、一躍時の人となられたのが記憶に新しいです。

大器晩成とも言いますが、晩年も晩年、九〇歳を超えて柴田さんのように脚光を浴びられる方も珍しいのではないでしょうか。ＮＨＫのラジオ番組のインタビューでも「多くの人たちの愛情に支えられて今の自分があります」と述べ、周りへの感謝を常に忘れなかった人であったとも言えます。

## ●自分が一番輝くことを

柴田さんが、一〇〇歳長寿（センテナリアン）になられたのは、晩年自分が一番輝けることを見つけられ、その事によって、また、（東日本大震災などの）傷ついた人の心を癒すことに打ち込まれ、それを自分の使命と考えて詩を書き続けられたことが、一番の原因だと思われます。

このように、人のために使命感をもって作業を行うことが、体内で免疫力をあげ長生きにつながることもあるのです。たとえば、ボランティア活動を進んで行っている方に長寿になられる方が多いのも、見えない体内の免疫機能が強化され、作用している場合が結構多いのです。

## 9 昇地《しょうち》三郎さん

昇地三郎さんは、一九〇六年に生まれ、二〇一三年に亡くなられた日本人の教育者です。私財を投じて日本初の知的障害児通園施設「しいのみ学園」を設立、運営された方としても有名です。若い頃に言葉には言い尽くせない苦労もされたようですが、その苦労があるからこそ幸福が見出せたとも晩年述べておられます。

昇地さんは、一〇〇歳を超えても、つえは全く使わず、入浴や食事など身の回りのことは自分で行なわれていたようです。

食事はから揚げやステーキなど、脂身のあるものを好んで食べていました。一〇〇歳長寿の人に共通しているのは、なぜか野菜よりも肉を好む方が多いようです。

非常にお洒落な方で、いつも若々しい笑顔で多くの人と接しておられました。

九九歳から毎年、世界旅行を繰り返し、行く先々で「健康長寿の秘訣」を伝道されています。

## ●体操と小食が秘訣

昇地さんが推奨されていた大きな長寿の秘訣は毎朝五分間の「棒体操」です。これは一本の短棒をもって体を前後左右上下に捻る体操です。ラジオ体操のような力を入れる必要もなく、高齢者にも無理なく簡単に出来、また、全身を動かすので健康には最適な体操と言われています（インターネットで「棒体操」を検索すれば、映像ですぐにご覧になれます）。

また、長寿のもう一つの大きな秘訣として小食をあげられていました。腹七分目で、よく噛んで食べること。単純なことですが、これがなによりの長寿の原因とも述べておられます。

昇地さんは、教育者でもあったためによく長寿や老化の事を研究され、それを実践された方とも言えます。

一〇七歳でお亡くなりになっていますが、できるなら大還暦（一二〇歳）それが無理なら超一〇〇歳長寿（スーパーセンテナリアン、一一〇歳）まで生きて頂いて、さらに我々人生の後輩に老化を防ぐ方法や長寿になる方法を、指導してもらいたかったようにも思います。

## 10　日野原重明さん

日野原さんは、一九一一年生まれで、一般財団法人聖路加国際メディカルセンター理事長、聖路加国際病院名誉院長をされている現役の医師でありまた医学博士です。

マスコミにもよく登場され、『生き方上手』という本を書かれて一二〇万部の大ベストセラーとなり、一躍日本全国で有名になられた方です。

日野原さん（以後、先生と記す）は、非常に考え方が現実的で、たとえば、医療行為を医師のみに行わせることを主張する日本医師会の立場に対し、「新米の医師よりも治療に精通した看護師も多くいる」として、医療行為を広く医療従事者にも行わせることを認めるように言っておられます。

実際、医療現場ではベテランの看護師が、臨床経験の浅い医師や出産や子育てで長い間現場を離れていた女医に、採血や点滴の仕方を指導している場合もあります。先生のご意見に賛成する医療関係者も多いと思います。

また、多く行われている講演の中で「アメリカの大学教授選考では、最近は年齢不問です。つまり、業績、仕事ができる人は、年齢に関係なく教授を続けられるようになった。それに引きかえ日本では、大学に定年制が引かれ、アメリカとは逆ですよ」と発言されています。

この発言後、日本の大学も定年をすぎた教授を客員教授あるいは招聘教授として多く採用するようになったとも聞いています。

## ●聖路加国際病院の建設

先生は、東京大空襲の際に満足な医療が出来なかったご自分の経験から、「過剰投資ではないか」という多くの批判を抑えて、大災害やテロの際など大量被災者発生時にも機能出来る病棟として、広大なロビーや礼拝堂施設を備えた聖路加国際病院の新病棟を一九九二年に建設されました。

この備えは一九九五年のオウム真理教による地下鉄サリン事件の際に遺憾なく発揮され、通常時広大すぎると非難されたロビー・礼拝堂施設は緊急応急処置場として開放され多くの命が助かりました。

当時、院長であった先生の判断により、事件後直ちに当日の全ての外来受診を休診にして被害者の受け入れを無制限に実施し、その結果同病院は被害者治療の拠点となり、朝のラッシュ時に起きたテロ事件でありながら、犠牲者を最少限に抑えることに繋がりました。

また、先生はよど号ハイジャック事件というテロにも遭遇されたことでも有名です。

## ●節食と運動が秘訣

そんな先生の長寿の秘訣について述べてみましょう。

まず食事は、一日一三〇〇キロカロリー、多くても一四〇〇キロカロリーしか必要ないと述べておられます。

そのため、高カロリーで過剰に摂りがちな糖質とでんぷん質は制限されていますが、体力維持に必要なタンパク質は脂肪の少ない肉や豆腐で摂り、ビタミンは長寿に効果的なビタミンB群を摂るようにされています。

朝食はジュースにオリーブオイルをかけて飲み、昼食は牛乳、胚芽クッキー、林檎だけで済ませ、夕食時に唯一カロリーの少し高いものを食べておられます。

夕食は週二回は肉、他は魚と少し多めに食べられ、その日の体調に合わせて食べ物を変えるというスタンスをとっておられます。

朝食・昼食は小食ですが、運動量が少ないことと、仕事に集中している時間が長いため空腹は感じない、とも言っておられます。

また、運動については、普段、車での移動が多いため、運動不足になりがちです。そのため、極力エレベーターやエスカレーターを使わないようにされています。

歩き方も足の裏をかかとからしっかり着地させ、背筋を伸ばし、地面を蹴るように力強く歩くことなどを常に意識しておられるそうです。

高齢になってからスポーツジムに通われる方も多いと聞いていますが、普段から歩き方などに注意をしていれば、それで充分体の運動になっているのです。

最後に、先生は、長寿の大きな秘訣として生きていく先々の大きな目標が必要だと述べておられます。

愛用されている「一〇年日記」には、三年先、五年先、一〇年先に自身が成すべきことを、神様との契り（コミットメント）として書き込んでおられます。

この「契り」は、生きている限り決して変更したり取り消すことのできない最重要のものだけに限定されています。自分との約束、あるいは神様との約束ともいえる「契り」を定め、その目標を達成することが大きな生き甲斐であり、そのためにも、長寿をもたらす食生活や運動、睡眠を心がけていると強く言っておられます。

先生のように、一〇年先とは言わず、その先々の自分の目標を記す「日記」をつけていくのも、老化を防ぎ、長寿になる一つの方法かも知れません。

先程の舁地さんと同様に先生も出来るなら大還暦（一二〇歳）まで長く生きて頂き、我々人生の後輩に長寿の多くの秘訣や老化を防ぐ方法をさらに指導してもらいたい、と願っております。

ご講演で普段よく述べておられる先生の俳句を引用して、この章を終わりたいと思います。

それは、「一〇〇歳はゴールじゃなくて関所だよ」です。皆で関所を越えましょう。

# おわりに

老化は、誰でも高齢者になれば経験することです。

そういう点においては人類にとって一番平等な事柄ではないでしょうか。

お金持ちだから老化を避けて長寿になるとか、貧乏人だから強い老化現象により短命になるとか、そういう事はあり得ません。人類、みんな平等なのです。

誰でも、いくら頑張っても高年齢になればなるほど体が弱くなり、一二〇歳までには総ての人が亡くなります。

以前、俳優の森繁久彌さんが、「俺に（歳が）近い友達も親戚も皆亡くなってしまった。俺一人まだ生きている。俺はいつ迎えが来るんだろう」と俳優仲間の葬儀の際に嘆いていましたが、その森繁さんも九六歳でお亡くなりになっています。

また、私の祖母も普段同様の事をよく言ってましたが九八歳で亡くなっています。人はだれでも寿命が尽き、死ぬ運命なのです。

また、若くみえる人ほど長寿かと言いますと、それを今までに証明した研究者は一人もいません。

最近よくアンチ・エイジングの本が出版されていますが、書かれている著者の方々が「ながいき」する保証はありません。

ただ、先程も述べましたように聖路加国際病院理事長の日野原重明さんは現在一〇三歳の高齢にもかかわらず、バリバリ仕事をこなされています。先生は歳の割には非常に若く見えます。一〇〇歳を超えられているようには見えません。先生のように高齢になっても仕事をバリバリこなす。つまり、「仕事をする」という目標を持つのが大事なのかも知れません。

以前、高福祉国家として知られている北欧の国のフィンランド、スウェーデン、デンマークなどの国々で高齢者の自殺が非常に問題になりました。

これらの国では、高齢になれば、国から（少なくとも日本よりは）多くの年金がもらえる、ケガや病気をしても無料で治療してもらえる、その他にもありとあらゆるサービスが高齢者に行なわれています。

そのような状態なのに高齢者の自殺がどんどんと増えています。これはなぜでしょう。

その答えは生きるための目標がないからです。だから、先生のように、仕事を目標にしても、また、趣味を極める事を目標にしても、あるいはボランティアなどを通じての人助けを目標にしても良いでしょう。目標を持つと使命感が湧いてきます。

その目標とすることを行うことによって、いろいろな人との出会いが生じ自分自身のドラマが生まれます。

六〇歳からを高齢者とすると、日本人は平均寿命まで二〇年以上もあります。この間に「生きる目標」を持ってそれにまい進する。私はこのことが、一番の老化を防ぐ方法であり、長寿になる方法だと確信しております。

奥山　隆三（おくやま・たかぞう）
医学博士、元・京都大学講師。
京都産業大学、行岡医技専卒業後、慶應義塾大学（通信教育部・学士入学）、神戸大学医学部（研究生・満了）を経て神戸大学大学院医学研究科出身。
京都大学、神戸大学において、癌の研究（特にアポトーシスと癌抑制遺伝子）に没頭し、多くの研究論文を国際雑誌において発表している。さらに、奈良医大のＡＴＬ（成人Ｔ細胞白血病）の患者から特異な異型細胞を見出し、Jellyfish-Like Cell と命名して小林忠男氏（大阪大学招聘教授）らと共に世界で初めて国際雑誌にて報告している。最近では、癌検診などを通じて老化と癌の関係を研究する一方（ファルコバイオシステムズ総合研究所）、多くの大学や専門学校で医学教育にも尽力している。

花伝選書

**老化にさようなら——60歳から始める100歳現役の秘訣！**

2015年４月10日　　初版第１刷発行

著者 ——— 奥山隆三
発行者 —— 平田　勝
発行 ——— 花伝社
発売 ——— 共栄書房
〒101-0065　東京都千代田区西神田2-5-11 出版輸送ビル
電話　　03-3263-3813
FAX　　03-3239-8272
E-mail　　kadensha@muf.biglobe.ne.jp
URL　　http://kadensha.net
振替　　00140-6-59661
装幀 ——— 黒瀬章夫（ナカグログラフ）
イラスト —— 平田真咲
印刷・製本 – 中央精版印刷株式会社



ISBN978-4-7634-0735-1 C0047